脑血管疾病和痴呆

主编 王纪佐 李 新

U0342004

天津出版传媒集团

天津科学技术出版社

图书在版编目（CIP）数据

脑血管疾病和痴呆 / 王纪佐，李新主编.—天津：
天津科学技术出版社，2013.7
ISBN 978-7-5308-8161-3

I. ①脑…　II. ①王…　②李…　III. ①脑血管疾病—
诊疗②痴呆—诊疗　IV. ①R743②R749.1

中国版本图书馆CIP数据核字（2013）第176804号

策划编辑：郑东红
责任编辑：王连弟
责任印制：兰　毅

天津出版传媒集团

天津科学技术出版社出版

出版人：蔡　颢
天津市西康路 35 号　邮编 300051
电话（022）23332399
网址：www.tjkjcbs.com.cn
新华书店经销
天津午阳印刷有限公司印刷

开本 787×1092　1/16　印张 19　字数 278 000
2013 年 8 月 第 1 版第 1 次印刷
定价：68.00 元

主编简介

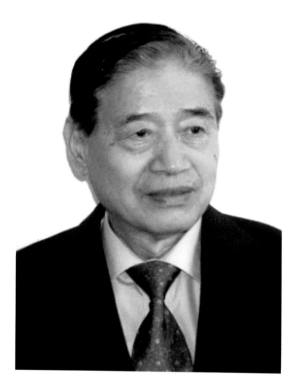

王纪佐，我国著名的神经病学家。1932年生，天津市人，天津医科大学第二医院神经科教授，博士生导师。1957年毕业于天津医科大学医疗系。1979年考取新中国成立后我国第一批赴欧美国家留学生，1979—1982年以访问学者身份赴加拿大 Calgary 大学和 Western Ontario 大学神经科进修临床神经病学，研修临床神经电生理，并从师世界知名脑血管病权威 HJM.Barnett 教授研修临床脑血管病学和神经临床药理学。

1982年回国后创建天津医科大学第二附属医院神经科教研室和神经科临床科室，历任教研室和神经科主任，教授，硕士和博士生导师。

重要学术和社会兼职：历任中华神经病学会常委、副主任委员、代主委，顾问，天津市神经病学会第1届和2届主任委员，顾问，加拿大神经病学会会员，天津医学会理事，教育部学位中心，学位与研究生教育专家库专家，中华医学会和天津市医学会医疗事故技术鉴定委员会委员，国家食品药品监督管理局药物审评专家，国家动物源（疯牛病）药品专家组委员。任《脑和神经病学杂志》副主编，《中国临床神经科学杂志》《中国神经病学杂志》《临床神经病学杂志》《临床脑电学杂志》《中华神经科杂志》《国外医学》神经学分册等杂志编委或顾问，并任英国《Practical Neurology》和加拿大《Geriatrics of Canada》杂志编委。

从事神经科医疗、教学和科研工作已五十多年，对临床神经科疾病造诣颇深，学识渊博，能理论联系实际，更能不断更新知识，和国际神经病学界有广泛交流，掌握神经病学的前沿和最新进展，并及时介绍和推广到国内。是目前我国神经科学界资深识广和德高望重的学术带头人之一，并收录《Who's Who》世界名人录。临床神经病学基础深厚，治学严谨，淡薄名利，有极高的英语水平，并熟练掌握计算机操作，得以保证掌握神经病学的新发展和新观念。研究较深的为神经科疾病的诊断和治疗，特别是脑血管疾病、神经变性疾病，如多系统萎缩、神经变性痴呆、帕金森综合征、癫痫、头痛、神经系感染性疾病的诊治。

做为医学教育家，曾直接培养一批神经病学临床医生和基础科研人员，先后培养神经病学硕士生、博士生（MD 和 PhD）和临床医师数十人，他们多数在天津市、国内和国外的临床和科研工作中成为骨干。

作为临床神经电生理的学术带头人，是我国临床诱发电位技术的引进和开发者。做为我国神经临床药理学的先行者之一，在神经临床药理学的学术理论和实践方法上做了大量工作。提高和规范了我国神经临床药理学的实践水平。专长神经药物临床试验的方案设计、实施、疗效分析及评价的方法学。作为国家药物审评委员会委员和国家动物源（疯牛病）药品专家组委员会委员 20 多年，为我国进口和国产药品的引进、开发和监督以及制定相关技术法规作了突出的贡献。特别是自国外发生疯牛病后，为我国制定药品和食品进口法规，具体审定动物源药品的进口和生产；并随国外疯牛病世界性散播的情况，为我国卫生行政部门随时提供科学根据的意见和对策。

主编卫生部委托中华医学会编写的《临床诊疗指南神经病学分册》（人民卫生出版社）和《临床操作规范神经病学分册》（人民军医出版社）。此外还主编《神经系统临床诊断学》（人民军医出版社）、《神经科感染性疾病诊疗常规》（天津科学技术出版社）、《临床诱发电位学》（人民卫生出版社）等多部著作；参编《现代神经病学》《临床神经电生理学》《神经系统变性性疾病疾》（皆为人民军医出版社出版）等数十部。在国内外医学杂志发表有关神经病学和神经临床药理学的论文近百篇。

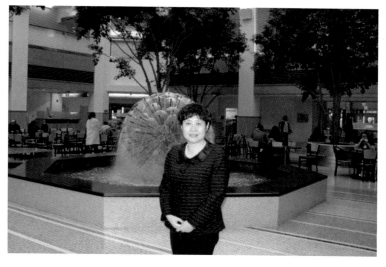

李新教授，医学博士，天津医科大学第二医院神经内科主任、博士生导师、天津医科大学第二医院神经病学教研室副主任、脑内科和皮肤科党支部书记。天津医科大学第二医院药物临床试验机构神经内科专业负责人。

1990 年毕业于天津医科大学医学系，1998 年获天津医科大学神经病学专业博士学位，2010 年作为访问学者由国家留学基金委员会公派赴英国 Dundee University 研修，系统学习世界高水平医学教学理念、方法，并在神经科病房和卒中单元学习。重要学术和社会兼职有：中华医学会神经病学分会青年委员、天津市神经病学分会常委、天津市劳动保障学会医疗保险分会专家组成员、天津市劳动能力鉴定委员会专家组成员、天津市医学会医疗事故技术鉴定专家库成员、中华神经科杂志第四届编辑委员会通讯编委、中华医学英文版审稿专家、中华医学杂志审稿专家、中华神经科杂志审稿专家、Journal of Brain Science（日本）论文评审人、天津医科大学学报审稿专家、卒中与神经疾病杂志审稿专家。近 3 年连续被中华神经科杂志评为优秀审稿专家。主要研究方向：①脑血管疾病；②痴呆；③神经临床药理学——临床试验方案设计和实施。发表学术论文 70 余篇，参编著作 7 部，参编卫生部委托的中华医学会编著的《临床技术操作规范神经病学分册》（人民军医出版社），作为主编助理协助主编中华医学会编著的《临床诊疗指南神经病学分册》（人民卫生出版社）。主持或参加科研课题 20 余项，获天津市科学技术成果 10 项、天津医科大学科技成果二等奖 5 项、天津医科大学科学技术成果奖 1 项、天津市卫生局科技成果二等奖 2 项。参加 5 项国际多中心临床试验。

编 者 名 单

主　　编　王纪佐　天津医科大学第二医院　　　　神经内科　教授

　　　　　　李　新　天津医科大学第二医院　　　　神经内科　教授

编 著 者

　　　　　　王纪佐　天津医科大学第二医院　　　　神经内科　教授

　　　　　　李　新　天津医科大学第二医院　　　　神经内科　教授

　　　　　　张雪宁　天津医科大学第二医院　　　　放射科　　教授

　　　　　　潘旭东　青岛医科大学附属医院　　　　神经内科　教授

　　　　　　杜业亮　山东潍坊市人民医院　　　　　神经内科　主任医师

　　　　　　郑国庆　温州医学院附属第二医院　　　神经内科　教授

　　　　　　梁　成　兰州大学第二附属医院　　　　神经内科　副教授

　　　　　　杜艳芬　天津医科大学第二医院　　　　神经内科　副主任医师

　　　　　　巫嘉陵　天津市环湖医院　　　　　　　神经内科　副主任医师

　　　　　　武惠丽　天津武警医学院附属医院　　　神经内科　副主任医师

　　　　　　张爱梅　山东济宁医学院附属医院　　　神经内科　副主任医师

　　　　　　王晓丹　天津医科大学第二医院　　　　神经内科　博士生

主编助理　周　君　夏晓爽　胡亚会　王栋梁

前　言

随着人寿命的延长和人口老龄化的到来给社会带来的负担越来越沉重。脑血管疾病是我国老年人发病率、致残率和死亡率最高的疾病,近年对急性卒中,特别是急性缺血性卒中的病因、病理生理发病机制以及临床表现的类型、诊断、治疗和预防等方面都取得长足的进展,业已受到各方面的应有的重视。但血管性疾病作为独立病因和主要致病因素造成的认知功能障碍的认识的起步较晚,而基础和临床研究进步较快,故普遍认知不足或滞后,包括一般医生和神经科临床医生。最近几年有关传统称谓的"血管性痴呆"和最新称谓的"血管性认知功能障碍"以及以 AD 型痴呆为代表的主要临床表现为痴呆的神经变性疾病的研究进展很大,有重要参考价值的文章和论著不下近千篇,这不是我们日常临床工作繁忙的医生所能跟踪了解的。故介绍最近发布的有关 VCI、AD 和 AD 病理 3 个指南,并介绍与最常见的血管病因和 AD 病因单独或合并所致痴呆的新进展,对我们了解该课题的现状会颇有收益和启发。

本书编写内容繁多,并涉及多个学科,故组织多位教授和在读研究生一同完成,如精通神经放射学的张雪宁教授和神经超声学的潘旭东教授等。限于主编和编著者的经验、水平和能力,书中会存有很多不足之处和缺点,甚或错误,谨请广大读者或同道予以批评指正。神经病学的基础和临床的发展极快,希望该书能以此书作为平台,以跟进老年期散发性认知功能障碍课题的日新月异的发展。

在此,向所有帮助和支持本市编写和出版的单位和个人致以衷心地感谢!

王纪佐

2013 年 4 月

编写说明

　　近年，有关血管性痴呆和血管性认知功能障碍（VCI）的基础和临床研究发展很快，VCI 和 Alzheimer 病（AD）的共存或因果关系争议不断，疾病的定义和诊断标准不断改动，使普通临床医生在实际中难以取舍和定夺。最近由多个国际相关专家发表的"血管病因造成认知功能障碍和痴呆"的循证医学指南（2011），NIA-AA 的 AD-痴呆、AD-MCI 和 AD-临床前阶段的临床和研究标准（2011）以及 AD 神经病理诊断指南（2012）以及散发性淀粉样血管病认识的进展等基本客观地总结了目前该领域的发展现状，在此按各自对临床工作的重要性予以全部和摘要介绍，并附加少许这些指南发表后的新资料；另外，另设章节对痴呆综合征的总概念和一般神经科医生实用的床旁认知功能检查；VCI 的脑血管病的病种和分类；短暂性脑缺血发作和小卒中以及散发性淀粉样血管病所致认知功能障碍也予以介绍。

　　本书共分三篇，分别介绍痴呆综合征的总概念，并给出 4 种临床常用的床旁认知功能评定方法；血管病因造成认知功能障碍和痴呆的循证医学指南和卒中的病种和分类，短暂性脑缺血发作和小卒中以及淀粉样血管病所致认知功能障碍；AD 的临床和研究指南以及 AD 神经病理诊断指南。

　　本书是一般临床工作者，特别是神经科和老年病科医生必备的参考书，也是医疗行政、药品研制和监管部门的重要参考资料。

李　新

2013 年 4 月

目　录

第三篇　Alzheimer 病（AD）

第一篇　痴呆综合征

第一章　痴呆的命名和病因学分类

一、痴呆的命名

痴呆是一以认知功能障碍为主要症状的临床综合征。"痴呆"一词是由英文"Dementia"翻译而来。痴呆和 Dementia 两词的寓意不甚相同，台湾同行译作"失智症"，比痴呆更恰当和更易被接受。

最近 DSM-V 的神经认知疾患工作组（neurocognitive disorders work group）提出的新的认知功能障碍诊断分类和命名，将 DSM-IV 的谵妄、痴呆、遗忘（delirium, dementia, amnestic）和其他认知疾患章节改写。

DSM-V 推荐将认知功能障碍疾患分类为 3 个主要综合征：即谵妄（delirium）、重症神经认知疾患（major neurocognitive disorder）和轻度神经认知疾患（mild neurocognitive disorder）。最大的改变是取消遗忘（amnestic）作为单独病种；取消痴呆（dementia）的称谓，改称作"神经认知疾患"（neurocognitive disorders）。

在新 VCI 和 AD 的诊断标准中，痴呆（dementia）一词保留，等同于重症认知功能障碍疾患，而轻症认知功能障碍疾患仍使用 MCI-轻度认知功能障碍。

VCI 在新诊断指南中包括所有严重程度和脑血管疾病病因的痴呆，血管性 MCI 因传统习惯的影响，传统和新的命名将会混杂应用。

二、痴呆的定义

痴呆（dementia）是一临床综合征，其以多种认知功能缺陷为特征，其认知障碍是发生在患者神智清醒时，其程度足以影响患者的职业和社会活动。造成痴呆的病因很多，痴呆可以是单病因，也可以是多病因的，老年人最常见的痴呆病因多为脑血管病（现统称血管性认知功能障碍-VCI）和 Alzheimer 病（AD）的病因混合所致。不论何种病因所致，所有痴呆综合征皆有共同的临床表现，即多种认知功能缺陷，包括记忆障碍、语言障碍、失用、失认、抽象思维、判断和行为功能紊乱。除认知功能障碍外，还伴有非认知功能障碍，如精神和行为的紊乱。因病因和发病机制不同，这些认知和非认知功能障碍或紊乱的诸多症状和体征也将以不同的顺序和组合出现并构成不同的临床综合征。这些认知和非认知障碍是指从原先已达到的功能水平明显下降至足以影响社会或职业功能而言。患者对自己认知和非认知功能障碍和异常并不自知，也缺乏或丧失批判能力。痴呆的病程和预后，因病因不同而异，可以是进行性或不可逆行性，可以是静止性，也可以是可逆行性或可有所缓解。

三、痴呆的病因

（一）DSM-V 对轻症和重症神经认知疾患的病因分类

DSM-V 除将神经认知疾患按轻重程度分为"轻症认知功能障碍疾患"（mild neurocognitive disorder）（相当于 MCI）和"重症认知功能障碍疾患"（major neurocognitive disorder）两大类外，并按病因发病率的多寡再依次按疾病的性质将神经认知功能疾患细分类为是由于 AD、血管性疾病、额颞叶变性、外伤性脑损伤、帕金森病（PD）、HIV 感染、药物滥用、Huntington 病、Prion 病和其他特殊病因的神经认知功能疾患。

（二）痴呆的病因

DSM-V 给出的病因是最常见和临床工作中必须考虑和鉴别的痴呆病因，但在神经科临床工作中需要考虑的痴呆病因有以下几方面。

1.神经变性痴呆（neurodegenerative dementia）

（1）Alzheimer 型痴呆。

（2）额颞叶变性（Frontotemporal Lobar Degeneration，FTLD）综合征。

1）行为－执行障碍额颞叶痴呆（Behavioral-Dysexecutive，FTD）。

2）进行性不流畅失语（Progressive Nonfluent Aphasia）。

3）语义痴呆（Semantic Dementia）。

（3）Lewy 体痴呆。

（4）后皮层萎缩综合征。

2.神经变性疾病伴发痴呆

（1）帕金森病（PD）。

（2）亨廷顿病（Huntington disease）。

（3）肝豆状核变性（Wilson 病）。

（4）进行性核上性麻痹。

（5）皮质—基底节—变性：额叶、顶叶功能障碍突出，失用，异己手综合征，刺激敏感性肌阵挛和锥体外系临床表现。

（6）原发性基底节钙化。

（7）肌萎缩侧索硬化—痴呆。

（8）脊髓小脑变性。

3.血管性痴呆（血管性认知功能障碍）　包括各种病因的缺血性和出血性脑血管病，有症状或无症状，症状持续或暂时性的脑血管病，特别是各种原因的脑小血管病。

4.继发性痴呆和可逆性痴呆

（1）正常颅压脑积水。

（2）颅脑外伤：外伤后，硬膜下血肿。

（3）脑瘤：额叶胶质瘤、胼胝体肿瘤和慢性生长的胶质瘤。

（4）缺氧。

（5）感染：慢性脑膜炎、结核、霉菌、寄生虫、HIV 脑病、Prion 病（可传播性海绵状脑病）如散发性 Creutzfeldt-Jacob 病和新变异型 CJD（nvCJD）、神经梅毒、Whipple 病和 Lyme 病。

（6）内分泌：甲状腺、甲状旁腺、肾上腺和垂体疾患以及胰岛细胞瘤。

（7）营养：维生素 B_{12} 缺乏、维生素 B_1 缺乏、叶酸缺乏。

（8）代谢性：电解质紊乱、低血糖、肾功能和肝功能衰竭和 Wilson 病。

（9）胶原—血管炎：系统红斑狼疮、颞动脉炎、风湿性血管炎、类肉瘤、肉芽肿性血管炎。

（10）肺疾患和其他：梗阻性睡眠呼吸暂停综合征、慢性梗阻性肺疾患、边缘叶脑炎、放射诱发痴呆、透析性脑病。

（11）多发硬化。

5.致痴呆物质诱发的持续性痴呆（substance-induced persisting dementia） 主要有下列三类。

（1）药物：抗癫痫药、镇静药、安眠药、抗焦虑药和鞘内注射氨甲蝶呤（methotrexate），抗胆碱能药物和抗高血压药物。

（2）中毒：CO 中毒、铅中毒、汞中毒、锰、砷、四氯乙烯、甲苯、四氯化碳、甲醇、甲醛、有机磷杀虫剂中毒和工业溶剂中毒。

（3）酒精。

6.精神性假性痴呆

7.混合型痴呆（mixed dementia） 按字义混合型痴呆应为任何两种或两种以上病因痴呆的混合类型。实际上在老年人，随了年龄的增加，脑大动脉和小血管以及脑实质成分亦随之老化，病理表现为异常蛋白凝聚和神经细胞丧失的出现和增多，如 AD 的 tau 和 Aβ 异常蛋白的积聚以及大动脉粥样硬化和小血管的变性硬化；临床最多见的痴呆类型为 Alzheimer 病和 VCI 混合型，其次是 lewy 体病，故一般混合型痴呆是指 AD/VCI 这两型痴呆的并存，少数还有突触素的合并。所以无论从临床角度还是从神经病理发现讲，纯"AD"和纯"VCI"很少见（图 1-1-1，彩图见附录）。

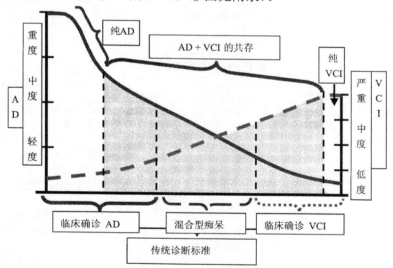

图 1-1-1 混合型痴呆是临床最多见的类型

第二章　痴呆的临床表现

一、认知功能缺陷和非认知功能障碍的临床表现

（一）记忆障碍

（1）记忆障碍的临床表现：记忆障碍是突出的早期症状，特别是 Alzheimer 型痴呆，患者多表现顺行性和逆行性两种形式的遗忘，难以确定两者出现的先后。常见的表现是遗失有价值的物品（如钱包、钥匙和手机等），忘记在炉火上蒸煮的食物，忘掉约会和最近发生的事件，不能记起年、月、日，甚至季节，在熟悉的环境中迷失。晚期记忆障碍甚至忘却职业技能、学识、生日、不认识家庭成员、甚或遗忘自己的姓名。

（2）记忆障碍的检查：一般包括对信息的即刻记忆（register）、储存（retain）、回忆（recall）和识别（recognize）等几项内容的检查。对学习新事物的记忆能力的检查，可要求患者复述新告知的三个或更多性质不同物体的名称（即刻记忆），几分钟后再要求患者忆述即刻记忆的物体名称（保留和回忆）；要求患者在一系列物体（实物和图形）中辨认出告知的物体。暗示或提醒（多选题）对那些记忆障碍局限于新事物学习困难的患者无任何帮助。因为这些患者从开始就没有学会记忆这些物体。相反，回忆障碍患者呈无能力回忆，故暗示或提醒能帮助其记忆。远记忆力的检查，可要求患者回忆有关个人的过去情况或以往患者本人喜欢和关心的往事，如政治、体育和文艺等，同时也助于确定记忆障碍对患者个人生活能力的影响（如工作、购物、做饭、处理钱财的能力以及能独立回家而不迷失的能力）。

（3）选择性记忆系统：最近应用选择性记忆系统分类记忆障碍，认为 AD 以情景记忆障碍为主（表 1-2-1）。

表 1-2-1　选择性记忆系统

记忆系统	主要解剖构造	记忆储存长度	感误类型	举例
情景记忆	内颞叶，前或丘脑核，乳头体，穹窿，前额叶	分－一年	外显，陈述性	记忆短故事，昨晚晚餐情况，生日怎样庆祝
语义记忆	下外侧颞叶	分－一年	同上	第一任总理？狮子的颜色？筷子和梳子的不同
程序记忆	基底节，小脑，辅助运动区	分－一年	外显或内隐，非陈述性	按标准程序开车（外显）；记住电话键盘号码的顺序（内隐）
工作记忆	音位：前额皮层，Broca 区，Wernicke 区 空间：前额皮层，视联合区	秒，分，主动再听取或操作	外显，陈述性	音位：打电话前，暂记住一组号码；空间：脑中想出去某处的道路，或旋转一物体

附注：情景记忆（episodic memory），语义记忆（semantic memory），程序记忆（procedural memory），工作记忆（working memory），外显（explicit），内隐（implicit），陈述性（declarative），再听取（rehearse）

（4）选择性记忆系统障碍常见的疾病（表 1-2-2）。

表 1-2-2 四种记忆系统和各自常见的疾病

1）情景记忆障碍：AD，MCI（遗忘型-amnestic），Lewy 体痴呆，脑炎（如单疱），额颞痴呆的额叶变异型，Korsakoff 综合征，TGA，脑震荡，癫痫发作，缺氧－缺血性脑病，心肺短路，药物不良反应，维生素 B_{12} 缺乏，低血糖，颞叶手术，血管痴呆，MS

2）语义记忆障碍：AD，语义痴呆（额颞痴呆的颞叶变异），脑外伤，脑炎（如单纯疱疹病毒性脑炎）

3）程序记忆障碍：PD，Huntington 病，PSP，多系统萎缩，抑郁，强迫症（obsessive-compulsive disorder）

4）工作记忆障碍：正常老年人，血管性痴呆，额颞痴呆额叶变异，AD，Lewy 体痴呆，MS，脑外伤，药物不良反应，注意缺陷－活动过多综合征，强迫症，精神分裂症，PD，Huntington 病，PSP，心肺短路，维生素 B_{12} 缺乏

（肿瘤、中风、出血、和其他局限病损按其受累的解剖部位出现不同的记忆障碍）

（二）语言障碍或失语

（1）语言障碍的临床表现：可表现为人或物的命名困难。言语变得不明确或空洞，语句枯涩冗长，迂回累赘，过度使用一些不明确的虚词和代词。语言的理解、书写和复述障碍也常出现。晚期，患者变得缄默少语，或言语蜕变，特征为模仿语言（echolalia），模仿听到的一切声音或重复语言，再三重复听到的声音或语句。

（2）语言的检查：一般从与患者交流即能了解其语言流利度和理解力。另外，还可要求患者命名室内物体（桌子、灯、衣服等），或身体部位，（鼻子、肩、手指等）的名称，以检查命名能力。要求患者复述一成语，如"说话不要拐弯抹角"（no，ifs ands or buts）或"春雨贵如油"。切忌使用绕口令，因为应用这种需要口齿高度灵巧和熟练程度的方法检查，会使并无弓状束损害的患者出现复述不能的假象。并应以口述和书写两种形式命令患者去完成简单的系列动作，以检查其理解和运用操作功能。

（三）失用

是指患者理解力正常，无运动和感觉障碍情况下，患者不能执行运动活动操作，其表现为意念性失用，患者不能以手势摹拟使用器具（如梳头动作等）、或操作已知的动作（如摆手、再见）。也可表现为穿衣、绘画和烹调等障碍。另可要求患者作技巧运动操作，如刷牙、摹拟画两个交叉的五角形、拼凑积木、用火柴棒摆一图形，以检测空间构造能力。

（四）失认

患者视力正常，但丧失认识物件（如椅子和铅笔）的能力。独自外出，不能认识原先熟悉的路线，方向和标志物，不能到达预期的目的地和原路返回家门而迷失。逐渐进展至不能认识家庭亲人，甚或镜子中患者自己都不能认识。同样也可出现触觉失认，患者不能单靠触觉辨认放在手中的物体（如硬币或钥匙）。

（五）执行能力（executive functioning）紊乱

（1）执行能力紊乱的临床表现：是指在执行较复杂的任务或完成较复杂的行为活动时的紊乱。任务的实施运筹和操作等多种能力配合方能得以实现的能力的紊乱，这包括抽象思维、设计规划、创始启动、贯序运作、监测校正和终结等能力。运筹和实施能力障碍是痴呆患者的最常见的症状，其障碍与额叶及其皮层下通路病损有关。抽象思维障碍患者表现为难以处理新事物，生活中避免需要新的和复杂信息的工作和活动。

（2）执行能力紊乱的检查：检查患者抽象思维的能力，常规方法是要求患者讲出

两个相关物体的相同之处和不同之处（如牛和马）。运筹和实施功能障碍也表现为思维内容转换，学习掌握口语或非口语知识和技能以及执行系列运动活动能力的降低。检查这些内容时，可令患者从1数到10、背述甲乙丙丁……、从100连续减7、于1分钟内说出尽可能多的动物名称、画一呈"m"和"n"形交替的连续波折线。这些检查也可用以确定执行功能是否紊乱，如患者日常生活、工作能力、计划活动能力和预算能力等。

（六）空间认识障碍

表现为空间定向，如地点和所在位置的辨认障碍以及难以执行空间认识的活动，如患者不能临摹画一图、或一立方体、或交叉的五角形等。患者也可表现对自身空间认识障碍，如否认自己正常或瘫痪肢体的存在。

（七）判断和预见能力障碍

患者对自己的记忆力和其他认知功能障碍极其预后认识不足或不自知，可表现为：患者不切实际地过高估计自己的能力或地位；在行为和工作中作出与自己智能、学识、技能、物力和财力以及职务、社会地位和身份等不相符的行为和活动，如凭空计划开发一新型企业；或过高看待自己的社会地位；或自认为系某学科或某行业的技术精英或权威以及因此产生的失落和逆反心理及行为。患者可低估某些活动的危险性和危害性，如不遵守交通规章开车，偶可违法乱纪伤害他人。自杀行为也可发生，特别在疾病早期，因为患者此时尚保存有相当能力执行某些活动和计划，当遭到失败时，最易出现自杀行为。

（八）脱抑制行为

包括不合时宜地过度诙谐和开玩笑，忽略个人的仪表和卫生，对生人表现不适当的过度亲密，忽视社会和职业传统习成的规则、法规和礼貌，特别见于额颞叶痴呆。

（九）语言、步态和运动

痴呆患者可有步态运动异常，经常跌倒。言语含糊不清、锥体外系和锥体系症状和体征，特别见于血管性痴呆、Lewy体痴呆以及帕金森病、ALS合并的痴呆。

（十）精神和行为障碍

精神和行为障碍是痴呆的突出症状，特别是在Lewy体痴呆和额颞叶痴呆中更突出。因痴呆主要是指认知功能障碍，所以过去在诊断和治疗上有忽略精神和行为障碍的倾向，所以过去用为一般精神疾患患者检查的量表，不适合痴呆患者，也低估了痴呆的精神和行为障碍的发生率。痴呆患者因存有认识功能障碍，不能或难于了解自己和表达自己，使很多精神和行为障碍被掩盖或难于发现。所以这些症状的发现主要依靠患者照料者提供，用确实可靠的量表进行评定。

常见的症状有：焦虑、抑郁、情绪障碍、精神和行为异常。焦虑极为常见，患者应变能力极差，对诸如惯例和环境的微小改变都会出现超长的强烈的情绪反应。抑郁行为紊乱包括无欲、退缩、无精打采、悲伤和其他不愉快的表现。对过去喜爱的嗜好、活动和事物的兴趣消失殆尽。精神异常包括幻觉，各种形式的幻觉都可出现，特别是视幻觉常见，活灵活现的视幻觉成为诊断Lewy体痴呆的主要症状之一；妄想中以被迫害妄想最多见，错放误置的财物，坚信为他人偷拿窃走；荒谬地把自己的报酬和待遇与被患者夸大的工作成绩和水平不符归咎于他人的打击和压制等。妄想驱使可导致激动和攻击行为。这种对权势、财富、地位和尊重、学识、技术等自大妄想或被迫害妄想及无端猜疑的系统化，在无幻觉出现时就成为偏执狂。错把生人误认为熟人或相反，亦常发生。一些患者于晚间表现激动或其他行为异常变得特别严重，称为"日落"现象。

行为异常变异很大，包括游荡、激动、躁动不安、攻击行为，多为无正当理由的语言行为或行动攻击并骚扰他人，病态搜寻和聚藏有价值的或无价值的物件，从货币和纸张到废弃的饮料瓶罐以及炉灰等不一而定。此外，还可有饮食和性行为异常以及睡眠紊乱。

痴呆患者的怪异和无理性的异常行为部分和认知障碍有直接关系，如是因为对事物和人的错误理解和解释所引起，但多数行为异常和认知障碍无关。因为认知功能障碍，特别是记忆障碍被认为主要和 Meynert 基底核神经元丧失导致胆碱能神经传导降低关系较大；而精神和行为障碍则和桥脑蓝斑的神经元丧失，致使脑去甲肾上腺素降低及上脑干缝核神经元丧失，致使 5-HT 降低有关。

（十一）谵妄

谵妄不是痴呆的症状，但痴呆患者常出现谵妄。若痴呆症状只出现在谵妄过程中，痴呆诊断不能成立，但谵妄可在先已存在痴呆的患者中附加出现，这种共存情况诊治中须倍加注意。痴呆患者因其存有脑病理性变化，使患者在服用药物或患系统疾病时更易出现谵妄状态，突出的例子就是 Lewy 体痴呆对抗精神病药物极易产生的包括谵妄在内的不良反应。有时先前未能发现的轻度痴呆患者可在谵妄恢复时被发现。精神创伤，如丧亲、感冒、发烧或小手术等，常使认知功能和非认知功能恶化。

二、认知功能障碍的程度

认知功能障碍必需达到下列程度方可认作是痴呆。

（1）上述这些认知功能障碍必须严重至影响到患者的日常、社会和职业活动功能，如上学、工作、采购、穿衣、淋浴、处理钱财和其他日常活动。

（2）其认知功能衰退必须低于原有水平方可诊断。但需要注意认知功能缺损的性质和程度因患者的社会处境变异很大，如影响完成复杂工作的认知障碍水平对简单工作并无影响。有很多可资利用的标准，如认知功能量表，可用以测定患者认知和生活自理能力，如个人卫生、使用工具和设施（如电话、洗衣机）的能力，并确定其严重程度。

（3）文化和年龄与痴呆的关系：在评价认知功能时，需考虑患者的文化和教育背景。有人对一般常识并不熟悉，如名人、领袖的姓名和地理知识；某些未接受过教育的文盲或半文盲患者，不能或难以完成计算、阅读、书写等认知功能检查项目。另外，不同原因的痴呆发生率因不同人群和地区的文化经济和医疗保健水平变化很大，如感染、脑血管病、营养缺乏、头颅外伤、滥用药物等原因所致的痴呆。

痴呆发病年龄取决于痴呆的病因，AD 和 VCI 一般发生于生命后期，85 岁以后发病率最高，故痴呆一般是指老年期痴呆。诊断痴呆所必需的记忆力减退和其他多种认知功能障碍，在年幼儿童难以确定，加之，儿童又处于增长阶段，其智力增减相抵和差值又难确定，所以，需到儿童较大，一般 5～6 岁后方可诊断有无痴呆。痴呆很少见于儿童和青少年，只有继发于其他疾病的痴呆，如头外伤、脑瘤 、HIV 感染、脑血管病、肾上腺脑白质营养不良等，神经变性性痴呆几乎不发生在儿童，儿童痴呆除表现为认识功能障碍的症状外，尚表现正常智能发育迟顿或偏倚，而学习成绩恶化可能是早期表现。

三、痴呆的病程

痴呆按其病因不同可能为：进行性、静止性和逐渐改善性。如典型的 Alzheimer 病，多隐袭起病，病程呈进行性恶化；血管性痴呆，发病更急，病程呈阶梯式恶化。但最近报道 AD 也可呈快速进展的病程，VCI 也可呈隐袭起病和缓慢进展病程。继发于其他疾病的可逆性痴呆，其病程及预后则取决于其病因和病理性质以及严重程度，有效治疗的可利用性和及时性。患者丧失生活能力和残废水平，更取决于家庭和社会的支持度。晚期，患者完全忘却自己所处的环境，需持续全面照料才得以维持生存，极易遭受外伤等意外和感染的侵犯，并易导致死亡。

过去，传统一直把痴呆的总定义为进行性或不可逆病程的疾病，但除 AD 等病因不明的神经变性性痴呆外，某些痴呆综合征，病程可为静止或可逆性。故 DSM-IV 对痴呆一词的定义只基于认知功能缺陷的特征，不再包括涉及有关预后的任何内容。

第三章　痴呆综合征的临床诊断标准

第一节　痴呆综合征传统的临床诊断标准

不论病因，痴呆综合征是以临床诊断为基础，多数传统的诊断标准实际就是诊断 AD 的标准，如认知功能缺陷强调必需有记忆障碍，且应为首发症状等，这是因为当时，对 VCI 和神经变性痴呆的病种、临床表现、病理和发病机制了解不够及当时尚无 CT、MRI 和其他生物学标志可以利用所致。2011 年发表的 VCI 指南和 NIA-AA 标准对痴呆综合征诊断标准皆予以纠正。特别是 NIA-AA 标准将痴呆的临床诊断标准明确为"所有原因痴呆的核心临床诊断标准"，对认知功能障碍的描述也较为详细，值得参考和在日常临床工作中使用。

一、传统的痴呆综合征的临床诊断标准

传统痴呆综合征的诊断标准很多，以下介绍临床常用的几种。

1. ICD-10 和 DSM-IV 痴呆临床诊断标准（表 1-3-1）

表 1-3-1　ICD-10 和 DSM-IV 痴呆综合征的诊断标准

（1）多种认知功能缺陷：记忆力障碍（顺行和逆行性记忆障碍） 一种（DSM-IV）或几种（ICD-10）其他认知功能缺陷：如失语、失用、失认、运筹和执行功能缺损等（如计划、组织、程序性和抽象思维） （2）认知功能缺陷的程度：严重达到影响和干扰了社会或职业功能和日常生活，认知功能缺陷是相对于先前的功能水平显示出的下降而言 （3）认知功能缺陷发病缓慢，病程呈进行性恶化（至少需有 6 个月的病程，ICD-10） （4）无意识障碍 （5）认知功能缺陷不只是出现在谵妄状态时，若与谵妄并存，于谵妄恢复和消失后认知功能障碍仍持续存在

2. NINCDS/ADRDA 标准　该标准是作为 AD 诊断的痴呆核心标准而定的，虽没有将记忆障碍作为必需的诊断标准，但其年龄限制和排除其他可造成痴呆的脑和系统疾病是不符合所有病因造成痴呆的原则的（表 1-3-2）。

表 1-3-2　NINCDS/ADRDA 标准的痴呆临床诊断核心

（1）痴呆首先由临床检查建立痴呆的诊断，再由 MMSE 等筛选检查证实，最后由神经心理测验确定痴呆的诊断 （2）认知功能障碍：至少有两方面的认知功能障碍（如言语或感知） （3）进行性恶化：记忆功能和其他认知功能的进行性恶化 （4）无意识障碍 （5）发病年龄：介于 40～90 岁之间，常见于 65 岁以后 （6）能排除可以造成痴呆的其他脑和系统疾病

3.传统的痴呆的临床诊断标准对认知领域表现的要求　传统痴呆的临床诊断标准，基于当时的认识和技术条件，基本将AD的诊断标准作为痴呆综合征（所有原因）的诊断标准，从而将记忆障碍作为认知功能障碍的必需条件，而新近修订的痴呆诊断标准皆予以更正（表1-3-3）。

表1-3-3　传统和新修订痴呆诊断标准的区别

	DSM-IV TR（2001）	ICD-10（1994）	NINCDS/ADRDA	NIA-AA（2011）	新VCI指南（2011）	DSM-V（2011）
记忆+1个认知领域	是					
记忆+2个认知领域		是				
≥2个认知领域			是	是	是	≥1
无需记忆障碍			是	是	是	是

第二节　痴呆综合征新近的临床诊断标准

1. VCI 指南（2011）的痴呆临床诊断标准　该指南的痴呆诊断标准是用作诊断 VCI 的痴呆核心症状而制订的（表 1-3-4）。

表 1-3-4　VCI 指南（2011痴呆的诊断）

（1）痴呆的诊断应根据从以前基线水平认知功能的下降，其认知功能下降≥2 个认知功能领域，并且其严重程度足以影响患者日常生活能力
（2）痴呆的诊断必须基于认知功能检查，至少 4 个认知领域应予以评估：执行/注意、记忆、语言，视空间功能
（3）日常生活能力缺陷与血管事件的运动/感觉后遗症无关
（4）该标准不能用于谵妄患者

2. NIA-AA痴呆（所有病因）临床诊断标准　NIA-AA痴呆临床诊断标准是所有原因痴呆的核心临床诊断标准：由于痴呆临床综合征可由多种原因导致，所以，新标准首先列举了所有病因痴呆的核心临床诊断标准。当具备以下认知或行为（神经—精神）症状时可以诊断为痴呆（所有病因）（表1-3-5）。

表 1-3-5　所有原因痴呆的核心临床诊断标准

1.日常工作及一般活动能力受损
2.生活功能和执行能力较先前水平降低
3.无法用谵妄或其他严重的精神疾病来解释
4.认知损害可由以下方法发现或诊断
（1）病史采集（来自患者本人和知情人）
（2）客观的认知评价
5.认知或行为障碍至少包括以下功能中的两项
（1）学习及记忆新信息的功能障碍
（2）推理及处理复杂任务的能力障碍、判断力障碍
（3）视空间能力障碍
（4）语言功能障碍
（5）人格或行为举止改变

3. DSM-V 重症神经认知疾患（major neurocognitive disorder）的临床诊断标准　2011 年 DSM-V 草案将痴呆综合征改称作重症神经认知疾患，将 MCI 改称作轻症神经认知疾患（表 1-3-6）。

表 1-3-6　DSM V 的痴呆临床诊断标准（重症神经认知疾患）

1.认知功能从先前水平呈显著下降的证据，累及 1 个或更多认知功能障碍，基于下列证据：
（1）患者、可靠知情者或医生提供的认知功能明显下降的病史
（2）神经认知功能明显下降，应用规范的认知功能试验或相当的临床评价，所得的评分值，典型应低于适当正常值的≥2 个标准误（即低于第三个百分位数）
2.认知功能缺陷足以干扰独立生活（要求日常生活-ADL 的器械活动中需要很少的帮助【和更复杂的活动诸如买东西付钱或管理及服用药物】）
3.认知功能缺陷不只单独发生在谵妄状态下，无谵妄时也存在
4.认知功能缺陷不是完全或主要由于精神疾病所致（如重症抑郁症，精神分裂症）

DSM-V 对痴呆的 AD 亚型诊断标准仍将记忆障碍列为诊断必需条件。

4.谵妄的临床诊断标准　所有的痴呆诊断标准皆将认知功能缺陷不只单独发生在谵妄状态下，无谵妄时也存在列为标准之一。兹附 DSM-V 的谵妄诊断标准见表 1-3-7。

表 1-3-7　谵妄的诊断标准（DSM-V，2011）

意识和知觉（awareness）水平的紊乱以及注意力的定向、集中、持续和转换能力下降
认知功能的改变（如定向力、执行能力、语言、视觉感知、学习和记忆能力的缺陷）
当意识和知觉水平严重降低时不能进行神经精神功能检查和评价
不能由先前已有的神经认知疾患解释
有病史、体检或化验室检查的证据确定意识和知觉紊乱是由全身内科疾病造成的直接生理改变的结果
上述紊乱于短时间内发展出现（一般为几小时到几天），并于 1 天内其严重性有波动

第四章 痴呆的临床简短
神经心理检测量表

介绍几个神经科临床常用的简短神经心理检测量表，简单易行。

一、MMSE

最常用，虽有不足之处，如缺少理解与判断能力的测定，但仍广泛用于临床。现有多种 MMSE 的改良版本如 3MS 等，在此介绍最近较为广泛接受的用时较短，不需专业训练的床边检查，适用于神经科或一般医生应用。

1.简易精神检查量表（MMSE） 见表 1-4-1。

2.MMSE 使用说明 MMSE 的使用注意事项：MMSE 使用很广泛，但使用的方法和不同中译文版本有不规范之处。

（1）定向力：日期和星期差一天可计正常。

（2）即刻记忆：也称最初或一级记忆，要求患者记忆 3 个物件的性质不应一样。告知时需清晰、慢、一秒钟一个。第一次记忆的结果确定即刻记忆的分数（3 分），然后为以后"回忆"检查作准备。再重复学习至 6 次，若仍不能记忆，则下面 4 项回忆检查则无意义。

（3）注意和计算（5 分）：有两种方法。①要求患者从 100 连续减 7，每错一次扣一分；②要求患者倒背述"瑞雪兆丰年"，如倒背为"年丰兆雪瑞"则为 3 分，以此类推。

（4）语言（9 分）。

1）命名（2 分）：给患者出示表和圆珠笔，能正确命名各记一分。

2）语言复述：是检查语言复述能力，要求患者复述一中等难度的成语，如"说话不要拐弯抹角"或"好读书不求甚解"等。因为不是检查患者语言流利程度，更不是测验患者口齿灵巧和熟练性，故禁用绕口令。Folstein 原文为"no, ifs ands or buts"是一句成语，其意义是"说话不要拐弯抹角"，即"说话时不要总是假若、以及或但是的不直说"之意，不是绕口令。

3）三级命令：准备一张白纸，要求病人把纸用右手拿起来，把它对折起来，然后放到地上。三个动作各得一分。

4）阅读理解：准备一白纸用粗体大字写"请闭上眼睛"，请患者先朗读一遍，然后要求患者按纸写命令去做。患者能闭上双眼给一分。

5）书写：给患者纸和笔，请患者在纸上主动随便写一个句子。检查者不能用口述句子代替患者自发书写。但可给患者一较大书写范围，以节省患者搜寻和筛选时间，如"请写一有关天气或文艺方面的句子"等。句子应有主语和谓语，必须有意义，能被人理解。文法和标点符号不强作要求。

6）临摹：要求患者临摹一重叠的两个五角形，五角形的各边长应在一英寸（2.5cm）左右。两图形必须交叉，必须有 10 个角，交叉后的内图需成四边形。但角不锐和边不直可忽略不计。

表 1-4-1　简易精神检查量表（MMSE）

1.定向力			
时间：	星期几		1分
	几号		1分
	月份		1分
	年份		1分
	季节		1分
地点：	医院		1分
	楼层		1分
	城市		1分
	省县	（直辖市的区街）	1分
	国家		1分
2.即刻记忆			
	苹果		1分
	桌子		1分
	硬币		1分
3.注意力和计算			
	从 100 连续减 7		5分
	（或：倒背述"瑞雪兆丰年"		5分）
4.回忆			
	苹果		1分
	桌子		1分
	硬币		1分
5.语言			
命名：手表			1分
	圆珠笔		1分
语言重复：团结就是力量			1分
三级命令：右手拿纸			1分
	对叠好		1分
	放到地上		1分
视读命令：			1分
写句子：			1分
画五角：			1分

总分	30

MMSE 是较好的筛选工具，其敏感性达 98%，特异性达 57%。

二、画钟表试验（Clock Drawing Task CDT）

徒手画钟表是一复杂的行为活动，除了空间构造技巧外，尚需很多知识功能参与，涉及记忆、注意、抽象思维、设计、布局安排、运用、数字、计算、时间和空间定向概念、运作的顺序等多种认知功能。操作更简单、省时，也更易被患者所接受。而 MMSE 中测验年、月、日和简单计算的粗浅内容，常为学识和社会地位较高的患者感到受侮辱而拒绝回答和合作。

CDT 虽有多种评定方法，但以"0～4 分法"（0～4 Point method）简单、敏感和易行，其痴呆确诊率可达 75%，因痴呆患者常不可能完整无缺地画一钟表盘面。

1.方法　要求患者画一表盘面，并把表示时间的数目字写在正确的位置，待患者画一圆并添完数字后，再命患者画上大小或分时针，把时间指到某一特定时间如 7 点 11 分等。

2.记分

（1）画一封闭的圆（1 分）。

（2）数目字位置正确（1 分）。

（3）12 个数目字无遗漏（1 分）。

（4）分时针位置正确（1 分）。

3.评级　4 分＝认知功能正常；3～0 分＝轻、中和重度的认知功能障碍。

4.和 MMSE 的一致性　其严重程度和 MMSE 计分一致性好。

CDT 0 = MMSE 3～5

CDT 1 = MMSE 14

CDT 2 = MMSE 19～20

CDT 3 = MMSE 23～24

CDT 4 = MMSE 30

三、Kokmen 精神状态简短试验（STMS）

最近研究证实精神状态简短试验（Kokmen Short Test of Mental Status，STMS）在识别和证实 MCI 的能力比 MMSE 要好。STEM 在开始基线认知功能正常，以后将发展为 MCI 或痴呆的人的识别其认知功能缺陷敏感度更高。

1. STMS 量表　表 1-4-2。

表1-4-2　Kokmen精神状态简短试验（STMS）

亚试验	理想得分
定向力（Orientation） 姓名，住址，现在所处位置（楼层），城市（或直辖市的区），省份（直辖市），日期，月，年	8
注意力（Attention） 数字的跨度（1秒给1个数字，记录最长的正确跨度2、9、6、8，3，5、7、1、9、4、6，1、5、9、3、6、2	7
即刻回忆（Immediate Recall） 4个无关的词（如：苹果、李鸿章、慈善、地铁） 记录能记忆的事物的数目=N，试验的次数=n 最后得分= N－（n－1）	4
计算（Calculation） （5×13，65-7，58÷2，9+11）	4
抽象思维（Abstraction） 说出相同性（橘子、香蕉、狗、马，桌子、书架）	3
构造和复制（Construction and Copying） 画一钟表的表面，时间为11：15（2分） 按图画出一立方体　　　　　　　　（2分） 	4
知识（Information） （国家主席，第一任主席，什么是"岛"，每年几个星期）	4
回忆（Recall） （苹果、李鸿章、慈善、地铁）	4
总分*	38

附注：*总分=原始得分　（记忆试验的次数　1）

2.STMS量表使用说明　表1-4-3。

表1-4-3　STMS使用和评分的指导

定向力（Orientation）

每项回答正确给 1 分，最高 8 分

注意力（Attention）

一般给5个数字，若回答正确，数字跨度可增加到 6 个，然后7个。评分按能重复几个数字跨度计算，最小为 0，最大为 7

即刻回忆（Immediate Recall）

若1次试验能记忆 4 个词者得 4 分，进行下一项检查。若不能则再次重复试验，最多再重复3 次，记录最多能记忆的事物的数目=N，和所用试验的次数（最多4次，包括第1次）=n

最后得分 = N － （n－1）

计算（Calculation）

每个正确回答给 1 分，共 4 分

抽象思维（Abstraction）

只有对相似性明确的抽象解释各给1分（如：橘子、香蕉=水果，狗、马=动物，桌子、书架=家具）；若只做相似性的具体解释（橘子、香蕉= 剥皮后吃，狗、马= 4 条腿走路，桌子、书架= 摆放书等物品用）或不能回答皆给0分。总分3分

构造和复制（Construction and Copying）

能完全画出11：15的钟表面和立方体图时各给 2 分，若能画出但不甚完整各给1分，若不能完成则给 0 分。最多4分

知识（Information）

每个正确回答各得1分，总分4分

回忆（Recall）

结束试验前，要求患者回忆立刻记忆的4个词字，不能暗示或提醒，每个正确的词字回忆各得1分，共4分

总分= 38分

正常值和界值：

STMS总分为34～38分之间提示认知功能正常，29～33提示为MCI，29以下提示痴呆。有报告STMS评分< 29 筛选痴呆的敏感性为86.4%～92%，特异性为91%～93.5%。

四、MoCA 量表

MoCA 量表有多种语言的版本，在此介绍几种中国方言和英文的版本，以备不时之需。

1.普通话

（1）普通话 MoCA 量表

Montreal Cognitive Assessment (MoCA) Beijing Version
蒙 特 利 尔 认 知 评 估 北 京 版

出生日期：
教育水平：　　　　姓名：
性　别：　　　　检查日期：

视空间与执行功能		复制立方体	画钟表（11点过10分）（3分）	得分

戊　结束　甲
5
乙　2
1　开始
丁　4　3
丙

[ ]　　　[ ]　轮廓　数字　指针　___/5

| 命名 |
[ ]　[ ]　[ ]　___/3

记忆	读出下列词语，而后由患者重复 上述过程重复2次 5分钟后回忆		面孔	天鹅绒	教堂	菊花	红色	不计分
		第一次						
		第二次						

注意	读出下列数字，请患者重复 （每秒1个）	顺背 [ ] 2 1 8 5 4 倒背 [ ] 7 4 2	___/2

读出下列数字，每当数字1出现时，患者必须用手敲打一下桌面，错误数大于或等于2个不给分
[ ] 5 2 1 3 9 4 1 1 8 0 6 2 1 5 1 9 4 5 1 1 1 4 1 9 0 5 1 1 2　___/1

100连续减7	[ ] 93　[ ] 86　[ ] 79　[ ] 72　[ ] 65	___/3

4～5个正确给3分，2～3个正确给2分，1个正确给1分，全都错误为0分

语言	重复：我只知道今天张亮是来帮过忙的人 [ ] 狗在房间的时候，猫总是躲在沙发下面 [ ]	___/2
	流畅性：在1分钟内尽可多的说出动物的名字　[ ] ____（N ≥ 11 名称）	___/1

抽象	词语相似性：如香蕉—橘子=水果　[ ]火车—自行车　[ ]手表—尺子	___/2

延迟回忆	回忆时不能提示	面孔 [ ]	天鹅绒 [ ]	教堂 [ ]	菊花 [ ]	红色 [ ]	仅根据非提示回忆计分	___/5
选项	分类提示							
	多选提示							

定向	[ ] 日期　[ ] 月份　[ ] 年代　[ ] 星期几　[ ] 地点　[ ] 城市	___/6

© Z.Nasreddine MD　Version November 7, 2004

总分　___/30

Beijing version 26 August , 2006 translated by Wei Wang & Hengge Xie
www.mocatest.org

（2）普通话 MoCA 使用说明。

蒙特利尔认知评估（北京版）
Montreal Cognitive Assessment（MoCA）Beijing version
使用与评分指导手册

蒙特利尔认知评估（MoCA）是一个用来对轻度认知功能异常进行快速筛查的评定工具。它评定了许多不同的认知领域，包括：注意与集中，执行功能，记忆，语言，视结构技能，抽象思维，计算和定向力。完成MoCA检查大约需要10分钟。本量表总分30分，英文原版的测试结果显示正常值为≥26分。

1.交替连线测验

（1）指导语："我们有时会用'123……'或者汉语的'甲乙丙……'来表示顺序。请您按照从数字到汉字并逐渐升高的顺序画一条连线。从这里开始[指向数字（1）]，从1连向甲，再连向2，并一直连下去，到这里结束[指向汉字（戊）]"。

（2）评分：当患者完全按照"1-甲-2-乙-3-丙-4-丁-5-戊"的顺序进行连线且没有任何交叉线时给 1 分。当患者出现任何错误而没有立刻自我纠正时，给0分。

2.视结构技能（立方体）

（1）指导语（检查者指着立方体）："请您照着这幅图在下面的空白处再画一遍，并尽可能精确"。

（2）评分：完全符合下列标准时，给 1 分：

　　　　图形为三维结构

　　　　所有的线都存在

　　　　无多余的线

　　　　相对的边基本平行，长度基本一致（长方体或棱柱体也算正确）

上述标准中，只要违反其中任何一条，即为0分。

3.视结构技能（钟表）

（1）指导语："请您在此处画一个钟表，填上所有的数字并指示出11点10分"。

（2）评分：符合下列三个标准时，分别给 1 分：

轮廓（1分）：表面必须是个圆，允许有轻微的缺陷（如，圆没有闭合）

数字（1分）：所有的数字必须完整且无多余的数字；数字顺序必须正确且在所属的象限内；可以是罗马数字；数字可以放在圆圈之外。

指针（1分）：必须有两个指针且一起指向正确的时间；时针必须明显短于分针；指针的中心交点必须在表内且接近于钟表的中心。

上述各项目的标准中，如果违反其中任何一条，则该项目不给分。

4.命名

（1）指导语：自左向右指着图片问患者："请您告诉我这个动物的名字"。

（2）评分：每答对一个给 1 分。正确回答是：①狮子；②犀牛；③骆驼或单峰骆驼。

5.记忆

（1）指导语：检查者以每秒钟1个词的速度读出5个词，并向患者说明："这是一个记忆力测验。在下面的时间里我会给您读几个词，您要注意听，一定要记住。当我读完后，把您记住的词告诉我。回答时想到哪个就说哪个，不必按照我读的顺序"。把患者回答正确的词在第一试的空栏中标出。当患者回答出所有的词，或者再也回忆不起来时，把这5个词再读一遍，并向患者说明："我把这些词再读一遍，努力去记并把您记住的词告诉我，包括您在第一次已经说过的词"。把患者回答正确的词在第二试的空栏中标出。

第二试结束后，告诉患者一会儿还要让他回忆这些词："在检查结束后，我会让您把这些词再回忆一次"。

评分：这两次回忆不记分。

6.注意

（1）数字顺背广度：指导语："下面我说一些数字，您仔细听，当我说完时您就跟着照样背出来"。按照每秒钟1个数字的速度读出这5个数字。

（2）数字倒背广度：指导语："下面我再说一些数字，您仔细听，但是当我说完时您必须按照原数倒着背出来"。按照每秒钟1个数字的速度读出这5个数字。

（3）评分：复述准确，每一个数列分别给1分（注：倒背的正确回答是2-4-7）。

（4）警觉性：指导语：检查者以每秒钟1个的速度读出数字串，并向患者说明："下面我要读出一系列数字，请注意听。每当我读到1的时候，您就拍一下手。当我读其他的数字时不要拍手"。

（5）评分：如果完全正确或只有一次错误则给1分，否则不给分（错误时是指当读1的时候没有拍手，或读其他数字时拍手）。

（6）连续减7：指导语："现在请您做一道计算题，从100中减去一个7，而后从得数中再减去一个7，一直往下减，直到我让您停下为止"。如果需要，可以再向患者讲一遍。

（7）评分：本条目总分3分。全部错误记0分，一个正确给1分，两到三个正确给2分，四到五个正确给3分。从100开始计算正确的减数，每一个减数都单独评定，也就是说，如果患者减错了一次，而从这一个减数开始后续的减7都正确，则后续的正确减数要给分。例如，如果患者的回答是93、85、78、71、64，85是错误的，而其他的结果都正确，因此给3分。

7.句子复述

（1）指导语："现在我要对您说一句话，我说完后请您把我说的话尽可能原原本本的重复出来（暂停一会儿）：我只知道今天张亮是来帮过忙的人"。患者回答完毕后，"现在我再说另一句话，我说完后请您也把它尽可能原原本本的重复出来（暂停一会儿）：狗在房间的时候，猫总是躲在沙发下面"。

（2）评分：复述正确，每句话分别给1分。复述必须准确。注意复述时出现的省略（如，省略了"只"，"总是"）以及替换/增加（如"我只知道今天张亮……"说成"我只知道张亮今天……"；或"房间"说成"房子"等）。

8.词语流畅性

（1）指导语："请您尽可能快、尽可能多地说出您所知道的动物的名称。时间是1分钟，请您想一想，准备好了吗？开始。"一分钟后停止。

（2）评分：如果患者1分钟内说出的动物名称≥11个则记1分。同时在检查表的背面或两边记下患者的回答内容。龙、凤凰、麒麟等神化动物也算正确。

9.抽象

让患者解释每一对词语在什么方面相类似，或者说他们有什么共性。指导语从例词开始。

（1）指导语："请您说说桔子和香蕉在什么方面相类似？"。如果患者回答的是一种具体特征（如，都有皮，或都能吃等），那么只能再提示一次："请再换一种说法，他们在什么方面相类似？"如果患者仍未给出准确回答（水果），则说："您说的没错，也可以说他们都是水果。"但不要给出其他任何解释或说明。

在练习结束后，说："您再说说火车和自行车在什么方面相类似？"当患者回答完毕后，再进行下一组词："您再说说手表和尺子在什么方面相类似？"不要给出其他任何说明或启发。

（2）评分：只对后两组词的回答进行评分。回答正确，每组词分别给1分。只有下列的回答被视为正确：

火车和自行车：运输工具；交通工具；旅行用的。

手表和尺子：测量仪器；测量用的。

下列回答不能给分：

火车和自行车：都有轮子。

手表和尺子：都有数字。

10.延迟回忆

（1）指导语："刚才我给您读了几个词让您记住，请您再尽量回忆一下，告诉我这些词都有什么？"对未经提示而回忆正确的词，在下面的空栏中打钩（√）作标记。

（2）评分：在未经提示下自由回忆正确的词，每词给1分。

可选项目：

在延迟自由回忆之后，对于未能回忆起来的词，通过语义分类线索鼓励患者尽可能地回忆。经分类提示或多选提示回忆正确者，在相应的空栏中打钩（√）作标记。先进行分类提示，如果仍不能回忆起来，再进行多选提示。例如："下列词语中哪一个是刚才记过的：鼻子，面孔，手掌？"

各词的分类提示和/或多选提示如下：

	分类提示	多选提示
面 孔：	身体的一部分	鼻子、面孔、手掌
天鹅绒：	一种纺织品	棉布、的确良、天鹅绒
教 堂：	一座建筑	教堂、学校、医院
菊 花：	一种花	玫瑰、菊花、牡丹
红 色：	一种颜色	红色、蓝色、绿色

评分：线索回忆不记分。线索回忆只用于临床目的，为检查者分析患者的记忆障碍类型提供进一步的信息。对于提取障碍导致的记忆缺陷，线索可提高回忆成绩；如果是编码障碍，则线索无助于提高回忆成绩。

11.定向

（1）指导语："告诉我今天是什么日期"。如果患者回答不完整，则可以分别提示患者："告诉我现在是[哪年，哪月，今天确切日期，星期几]"。然后再问："告诉我这是什么地方，它在哪个城市？"

（2）评分：每正确回答一项给 1 分。患者必须回答精确的日期和地点（医院、诊所、办公室的名称）。日期上多一天或少一天都算错误，不给分。

（3）总分：把右侧栏目中各项得分相加即为总分，满分 30 分。量表设计者的英文原版应用结果表明，如果受教育年限≤12 年则加 1 分，最高分为 30 分。≥26 分属于正常。目前尚无中文及北京地区常模及信效度分析。因此暂可参考原著界值。

香港廣東話版蒙特利爾智力測試

姓名：
教育程度：
性別：
出生日期：
測試日期：

視覺空覺/執行		抄畫 立方體	畫時鐘 (11點2) （3分）	分數

戊 完成　甲
⑤　　　乙　②
①
開始
丁　④　　③
丙

[ ]　　　　　　　　　　　　[ ]　　[ ]　　[ ]　　[ ]　　　　／5
　　　　　　　　　　　　　　　　　外形　　數字　　指針

名稱				/3

[ ]　　　　　　　　[ ]　　　　　　　　[ ]　　　　／3

記憶	讀出一系列詞語，由測試對象複述。進行兩次嘗試。五分鐘後再憶述。		面孔	絨布	寺廟	菊花	紅色	不計分
		第一次嘗試						
		第二次嘗試						

專注力	讀出一系列數字 (每秒讀一個).	測試對象需要順序背出數字　[ ] 2 1 8 5 4 測試對象需要倒序背出數字　[ ] 7 4 2	／2

讀出數字。當主考人讀到1時，測試對象輕輕拍一下枱面。如有兩個或以上錯誤，沒有分數。
[ ] 6 2 1 3 9 8 1 1 7 6 5 2 1 6 1 6 4 5 1 1 1 7 1 9 8 6 1 1 2　　　／1

從100開始連續減7　　[ ] 93　　[ ] 86　　[ ] 79　　[ ] 72　　[ ] 65　　／3
4 或 5次正確減算：3 分，2 或 3次正確：2 分，1次正確：1分，0次正確：0 分

語言	重複：	我只知道今日黎幫手既係大文。　　[ ] 當有狗係度時，隻貓一定走去梳化下面。[ ]	／2

流暢度／一分鐘內說出最多個水果的名稱　　　　　　　[ ] ＿＿＿　（≥11 個詞語）　　／1

抽象概念	共通點：例如：香蕉－橙＝生果	[ ]火車－單車　　[ ]磅－尺	／2

延遲記憶	在沒有提示下 記得的詞語	面孔 [ ]	絨布 [ ]	寺廟 [ ]	菊花 [ ]	紅色 [ ]	只有無需提示 而能記得的詞語 才可得分	／5
選擇性使用	類目提示							
	多項選擇提示							

導向	[ ]日期　　[ ]月份　　[ ]年份　　[ ]星期　　[ ]地點　　[ ]地區	／6

© Z.Nasreddine MD　　Version 7.0　　　　www.mocatest.org　　　正常 ≥26 / 30

總分　　　　／30
如接受 ≤ 12 年的教育加1分

主考人：＿＿＿＿＿＿＿＿＿＿＿＿

22

Montreal Cognitive Assessment (MoCA)
Changsha Version
蒙特利尔认知评估长沙话版

姓名：　　　　　　　　出生日期：
教育水平：　　　　　　检查日期：
性　别：　　　　　　　主试者：

视空间/执行功能	临摹立方体	画钟表（11 点过 10 分）　（3 分）	得分

[ ]　　　　　　　　　　　[ ]　　　轮廓　　　　数字　　　　指针　　　__/5

命名

[ ]　　　　　　　　　　[ ]　　　　　　　　　　[ ]　　　__/3

记忆	朗读右侧词语，之后由受试者		脸面	丝绸	寺庙	菊花	红色	不记分
复述，不论第一次复述是否完全正确，重复朗读		第一遍						
两遍词语，并提醒受试者 5 分钟后回忆		第二遍						

注意	读出右侧数字（每秒一个），　　　　　　顺背　[ ] 2 1 8 5 4	__/2
	让受试者重复：　　　　　　　　　　　　倒背　[ ] 7 4 2	

读出下列数字（每秒一个），每当数字 1 出现时，受试者必须拍一下手，两次或两次以上错误将不给分　　__/1
[ ] 5 2 1 3 9 4 1 1 8 0 6 2 1 5 1 9 4 5 1 1 1 4 1 9 0 5 1 1 2

100 连续减 7	[ ]93　　　[ ]86　　　[ ]79　　　[ ]72　　　[ ]65	__/3
	4-5 正确给 3 分，2-3 个正确给 2 分，1 个正确给 1 分，全部错误给 0 分	

语言	复述：我|只知道|小张|是|今天|来|帮过忙的人。　　　　　　[ ]	__/2
	狗|在房间|的时候|，猫|总是|躲在|椅子下面。　　　　　　[ ]	

流畅性：在 1 分钟内尽可能多地说出动物的名字 [ ] ___（≥11 个记 1 分，尽可能在空白处记下回答的内容）　__/1

抽象	相似性总结：如香蕉-橘子=水果　　　[ ]火车-自行车　　[ ]手表-直尺	__/2

延迟回忆	无提示回忆	脸面 [ ]	丝绸 [ ]	寺庙 [ ]	菊花 [ ]	红色 [ ]	仅根据无提示回忆个数计分
选项	分类提示						__/5
	多选提示						

定向	[ ]日　　[ ]月　　[ ]年　　[ ]星期几　　[ ]地点　　[ ]城市	__/6

© Z. Nasreddine MD, version 7.1,
　www.mocatest.org
长沙（汉语）版，2010 年 7 月，
翻译及修订人：徐秋云，靳慧

延迟回忆提示表
　　　　分类提示　　　　　　多选提示
脸面：　身体的一部分　　　鼻子、脸面、手掌
丝绸：　一种纺织品　　　　麻布、棉布、丝绸
寺庙：　一座建筑　　　　　寺庙、学校、医院
菊花：　一种花　　　　　　玫瑰、菊花、牡丹
红色：　一种颜色　　　　　红色、蓝色、绿色

总分：___/30，受教育年限≤6 年者
加 1 分，正常与异常之间的理想分值
划分界点尚在课题组探索研究中。

Montreal Cognitive Assessment Hong Kong version (HK-MoCA)
蒙特利爾認知評估香港话版

姓名：
教育程度：
姓別/年齡：　　　　　日期：

視覺空間/執行性	複製圖形	畫時鐘（十一點十分）(3 分)	分數

複製圖形 [ ]

畫時鐘（十一點十分）(3 分)

[ ] 輪廓　　[ ] 數字　　[ ] 時分針　　___/5

視覺空間/執行性　[ ]

命名

[ ]　　[ ]　　[ ]　　___/3

記憶	讀出詞語再由病者重複 以上步驟做兩次 5分鐘後回憶		面孔	絲絨	教堂	雛菊	紅色	不用計分
		第一次嘗試						
		第二次嘗試						

專注	讀出數字（每秒一個）	病者須把數字向前重複 [ ] 2 1 8 5 4	___/2
		病者須把數字向後重複 [ ] 7 4 2	

讀出數字：當數字‘1’出現時病者必須用手敲打桌面
（如≥2錯誤便不給予分數）　[ ] 5 2 1 3 7 4 1 1 8 0 6 2 1 5 1 7 4 5 1 1 1 4 1 7 0 5 1 1 2　___/1

由100開始連續 7減算　[ ] 93　[ ] 86　[ ] 79　[ ] 72　[ ] 65　___/3
4 或 5 個正確減算得 3 分. 2 或 3 個正確得 2 分. 1個正確得 1 分. 沒有正確得 0 分

語言	重複：	姨丈買魚腸 [ ]	___/2
		西施四十四歲 [ ]	
	流暢： 一分鐘內能說出的動物名稱的數目	[ ] （N ≥ 11 個名稱）	___/1

抽象　相似點：例如：香蕉 – 橙 = 生果　[ ] 火車 – 單車　[ ] 手錶 – 間尺　___/2

延遲記憶	須回憶詞語 不可給提示	面孔 [ ]	絲絨 [ ]	教堂 [ ]	雛菊 [ ]	紅色 [ ]	分數只給予沒有提示的正確回憶	___/5
	類目提示（見下表）							
	多項選擇（見下表）							

定向　[ ] 日　[ ] 月　[ ] 年　[ ] 星期　[ ] 地點　[ ] 地區　___/6

© Nasreddine MD
Hong Kong version 08 June 2010
Translated by Wong A and Mok V
http://www.mocatest.org

延遲記憶備註表

	類目提示	多項選擇
面孔	身體的一部分	鼻子、面孔、手
絲絨	紡織品的一種	牛仔布、棉花、絲絨
教堂	建築物的一種	教堂、學校、醫院
雛菊	花的一種	玫瑰、雛菊、鬱金香
紅色	一種顏色	紅色、藍色、綠色

總分　___/30
如≤6年教育加1分
22分或以上為正常

中文(台灣話)版蒙特利爾智能測驗MoCA

姓名：　　　　　教育程度：　　　出生日期：
　　　　　　　　性別：　　　　　測驗日期：

視覺空間/執行		分數

複製
立方體
（3分）

畫時鐘　（11點10分）
（3分）

戊　終點　甲
5　　　　乙　　2
1　開始
丁　　4　　3
丙

[ ]　　　　　　[ ]

[ ]　　[ ]　　[ ]
形狀　數字　指針

___/5

命名		

[ ]　　　　　[ ]　　　　　[ ]　　___/3

記憶	讀出右方詞語，由受測對象複述。上述步驟重複兩次。五分鐘後再測能否回憶。		臉	絨布	教堂	菊花	紅色	不計分
		第一次嘗試						
		第二次嘗試						

專注	施測者讀出右方數字 (每秒讀一個).	受測對象需要順序背出數字[ ]　21854	___/2
		受測對象需要倒序背出數字[ ]　742	

讀出數字。當施測者讀到1時，受測者輕輕拍一下桌面。如錯誤兩個或以上，沒有得分。
[ ] 62139811765216164511171986112 ___/1

從100開始連續減7　[ ]93　[ ]86　[ ]79　[ ]72　[ ]65 ___/3
4或5次正確:3分, 2或3次正確:2分, 1次正確:1分, 0次正確:0分

語言	(國)我知道今天來幫忙的是小吳[ ]　　(國)當狗在房間時，貓總是躲在桌子下[ ]	___/2
	(台)我知影今日來幫忙ㄟ是蔡桑[ ]　　(台)狗那置咧房間內，喵總是密置ㄟ桌仔腳[ ]	
	流暢度/一分鐘內說出最多個水果的名字　　[ ]　___（≥11個即得分）	___/1

抽象概念	共通點：例如：香蕉-橘子 = 水果　　[ ]火車-腳踏車　　[ ]手錶-尺	___/2

延遲記憶	在沒有提示下答出	臉孔	絨布	教堂	菊花	紅色	只有不需提示而能記得的詞語才得分	
選擇性使用	類別提示							___/5
	多選提示							

定向	[ ]日期　[ ]月份　[ ]年份　[ ]星期　[ ]地點　[ ]城市	___/6

© Z.Nasreddine MD version 7.0　www.mocatest.org
Translated by:Chia-Fen Tsai & Jong-Ling Fuh
施測人_____

正常 ≥ 26 / 30

總分
如接受的教育 ≤ 12年則加1分

MONTREAL COGNITIVE ASSESSMENT (MOCA)
Version 7.1 Original Version

NAME :
Education :
Sex :
Date of birth :
DATE :

VISUOSPATIAL / EXECUTIVE

Copy cube

Draw CLOCK (Ten past eleven) (3 points)

POINTS

[ ]   [ ]   [ ] Contour   [ ] Numbers   [ ] Hands   ___/5

NAMING

[ ]   [ ]   [ ]   ___/3

MEMORY
Read list of words, subject must repeat them. Do 2 trials, even if 1st trial is successful. Do a recall after 5 minutes.

	FACE	VELVET	CHURCH	DAISY	RED	No points
1st trial						
2nd trial						

ATTENTION
Read list of digits (1 digit/ sec.).

Subject has to repeat them in the forward order [ ] 2 1 8 5 4
Subject has to repeat them in the backward order [ ] 7 4 2   ___/2

Read list of letters. The subject must tap with his hand at each letter A. No points if ≥ 2 errors
[ ] F B A C M N A A J K L B A F A K D E A A A J A M O F A A B   ___/1

Serial 7 subtraction starting at 100   [ ] 93   [ ] 86   [ ] 79   [ ] 72   [ ] 65   ___/3
4 or 5 correct subtractions: **3 pts**, 2 or 3 correct: **2 pts**, 1 correct: **1 pt**, 0 correct: **0 pt**

LANGUAGE
Repeat : I only know that John is the one to help today. [ ]
The cat always hid under the couch when dogs were in the room. [ ]   ___/2

Fluency / Name maximum number of words in one minute that begin with the letter F [ ] _____ (N ≥ 11 words)   ___/1

ABSTRACTION
Similarity between e.g. banana - orange = fruit   [ ] train – bicycle   [ ] watch - ruler   ___/2

DELAYED RECALL

Has to recall words WITH NO CUE	FACE [ ]	VELVET [ ]	CHURCH [ ]	DAISY [ ]	RED [ ]	Points for UNCUED recall only	___/5
Optional Category cue							
Multiple choice cue							

ORIENTATION
[ ] Date   [ ] Month   [ ] Year   [ ] Day   [ ] Place   [ ] City   ___/6

© Z.Nasreddine MD   www.mocatest.org   Normal ≥26 / 30   TOTAL ___/30
Administered by: _____   Add 1 point if ≤ 12 yr edu

MONTREAL COGNITIVE ASSESSMENT (MOCA)
Version 7.2 Alternative Version

NAME :
Education :
Sex :
Date of birth :
DATE :

VISUOSPATIAL / EXECUTIVE		POINTS

Copy rectangle

Draw CLOCK (Five past four)
(3 points)

C   D
3
B   4   5
2   1
Begin
A
E
End

[ ]   [ ]   [ ]   [ ]   [ ]   __/5
Contour   Numbers   Hands

NAMING

[ ]   [ ]   [ ]   __/3

MEMORY Read list of words, subject must repeat them. Do 2 trials, even if 1st trial is successful.
Do a recall after 5 minutes.

		TRUCK	BANANA	VIOLIN	DESK	GREEN	
	1st trial						No
	2nd trial						points

ATTENTION Read list of digits (1 digit/ sec.).

Subject has to repeat them in the forward order   [ ] 3 2 9 6 5
Subject has to repeat them in the backward order   [ ] 8 5 2   __/2

Read list of letters. The subject must tap with his hand at each letter A. No points if ≥ 2 errors

[ ] F B A C M N A A J K L B A F A K D E A A A J A M O F A A B   __/1

Serial 7 subtraction starting at 90   [ ] 83   [ ] 76   [ ] 69   [ ] 62   [ ] 55   __/3

4 or 5 correct subtractions: **3 pts**, 2 or 3 correct: **2 pts**, 1 correct: **1 pt**, 0 correct: **0 pt**

LANGUAGE Repeat : A bird can fly into closed windows when it's dark and windy. [ ]
The caring grandmother sent groceries over a week ago. [ ]   __/2

Fluency / Name maximum number of words in one minute that begin with the letter S   [ ] _____ (N ≥ 11 words)   __/1

ABSTRACTION Similarity between e.g. carrot - potato = vegetable. [ ] diamond - ruby [ ] cannon - rifle   __/2

DELAYED RECALL

		TRUCK	BANANA	VIOLIN	DESK	GREEN		__/5
	Has to recall words **WITH NO CUE**	[ ]	[ ]	[ ]	[ ]	[ ]	Points for UNCUED recall only	
Optional	Category cue							
	Multiple choice cue							

ORIENTATION   [ ] Date   [ ] Month   [ ] Year   [ ] Day   [ ] Place   [ ] City   __/6

Adapted by : Z. Nasreddine MD, N. Phillips PhD, H. Chertkow MD

© Z.Nasreddine MD   www.mocatest.org   Normal ≥ 26 / 30

TOTAL   __/30

Add 1 point if   ≤ 12 yr edu

Administered by : _____

27

MONTREAL COGNITIVE ASSESSMENT (MOCA)
Version 7.3 Alternative Version

NAME :
Education :
Sex :
Date of birth :
DATE :

VISUOSPATIAL / EXECUTIVE

Copy cylinder

Draw CLOCK (Ten past nine)
(3 points)

POINTS

Ⓑ Ⓒ
② ③ ④
Ⓐ
① ⑤ Ⓓ
Begin
Ⓔ
End

[ ]

[ ]

[ ] [ ] [ ]
Contour Numbers Hands

__/5

NAMING

[ ]   [ ]   [ ]   __/3

MEMORY	Read list of words, subject must repeat them. Do 2 trials, even if 1st trial is successful. Do a recall after 5 minutes.		TRAIN	EGG	HAT	CHAIR	BLUE	No points
		1st trial						
		2nd trial						

ATTENTION	Read list of digits (1 digit/ sec.).	Subject has to repeat them in the forward order	[ ] 5 4 1 8 7	__/2
		Subject has to repeat them in the backward order	[ ] 1 7 4	

Read list of letters. The subject must tap with his hand at each letter A. No points if ≥ 2 errors
[ ] F B A C M N A A J K L B A F A K D E A A A J A M O F A A B   __/1

Serial 7 subtraction starting at 80   [ ] 73   [ ] 66   [ ] 59   [ ] 52   [ ] 45   __/3
4 or 5 correct subtractions: **3 pts**, 2 or 3 correct: **2 pts**, 1 correct: **1 pt**, 0 correct: **0 pt**

LANGUAGE	Repeat : She heard his lawyer was the one to sue after the accident. [ ] The little girls who were given too much candy got stomach aches. [ ]	__/2

Fluency / Name maximum number of words in one minute that begin with the letter B   [ ] _____ (N ≥ 11 words)   __/1

ABSTRACTION	Similarity between e.g. banana - orange = fruit [ ] eye – ear [ ] trumpet – piano	__/2

DELAYED RECALL	Has to recall words **WITH NO CUE**	TRAIN [ ]	EGG [ ]	HAT [ ]	CHAIR [ ]	BLUE [ ]	Points for UNCUED recall only	__/5
Optional	Category cue							
	Multiple choice cue							

ORIENTATION	[ ] Date	[ ] Month	[ ] Year	[ ] Day	[ ] Place	[ ] City	__/6

Adapted by : Z. Nasreddine MD, N. Phillips PhD, H. Chertkow MD
© Z.Nasreddine MD   www.mocatest.org
Normal ≥ 26 / 30

TOTAL   __/30
Add 1 point if ≤ 12 yr edu

Administered by: _____

28

Montreal Cognitive Assessment
(MoCA)

Administration and Scoring Instructions

The Montreal Cognitive Assessment (MoCA) was designed as a rapid screening instrument for mild cognitive dysfunction. It assesses different cognitive domains: attention and concentration, executive functions, memory, language, visuoconstructional skills, conceptual thinking, calculations, and orientation. Time to administer the MoCA is approximately 10 minutes. The total possible score is 30 points; a score of 26 or above is considered normal.

1. Alternating Trail Making:

Administration: The examiner instructs the subject: *"Please draw a line, going from a number to a   letter in ascending order. Begin here* [point to (1)] *and draw a line from 1 then to A then to 2 and so   on. End here* [point to (E)]."

Scoring: Allocate one point if the subject successfully draws the following pattern:
1 –A- 2- B- 3- C- 4- D- 5- E, without drawing any lines that cross. Any error that is not immediately   self-corrected earns a score of 0.

2. Visuoconstructional Skills (Cube):

Administration: The examiner gives the following instructions, pointing to the **cube**: *"Copy this drawing as accurately as you can, in the space below"*.

Scoring: One point is allocated for a correctly executed drawing.
• Drawing must be three-dimensional
• All lines are drawn
• No line is added
• Lines are relatively parallel and their length is similar (rectangular prisms are accepted)

A point is not assigned if any of the above-criteria are not met.

3. Visuoconstructional Skills (Clock):

Administration: Indicate the right third of the space and give the following instructions: *"Draw a **clock**. Put in all the numbers and set the time to 10 past 11"*.

Scoring: One point is allocated for each of the following three criteria:
• Contour (1 pt.): the clock face must be a circle with only minor distortion acceptable (e.g., slight imperfection on closing the circle);
• Numbers (1 pt.): all clock numbers must be present with no additional numbers; numbers must be in the correct order and placed in the approximate quadrants on the clock face; Roman numerals are acceptable; numbers can be placed outside the circle contour;
• Hands (1 pt.): there must be two hands jointly indicating the correct time; the hour hand must be clearly shorter than the minute hand; hands must be centred within the clock face with their junction close to the clock centre.

A point is not assigned for a given element if any of the above-criteria are not met.

MoCA Version August 18, 2010
© *Z. Nasreddine MD*

1

www.mocatest.org

4. Naming:

Administration: Beginning on the left, point to each figure and say: *"Tell me the name of this animal"*.

Scoring: One point each is given for the following responses: (1) lion (2) rhinoceros or rhino (3) camel or dromedary.

5. Memory:

Administration: The examiner reads a list of 5 words at a rate of one per second, giving the following instructions: *"This is a memory test. I am going to read a list of words that you will have to remember now and later on. Listen carefully. When I am through, tell me as many words as you can remember. It doesn't matter in what order you say them"*. Mark a check in the allocated space for each word the subject produces on this first trial. When the subject indicates that (s)he has finished (has recalled all words), or can recall no more words, read the list a second time with the following instructions: *"I am going to read the same list for a second time. Try to remember and tell me as many words as you can, including words you said the first time."* Put a check in the allocated space for each word the subject recalls after the second trial.
At the end of the second trial, inform the subject that (s)he will be asked to recall these words again by saying, *"I will ask you to recall those words again at the end of the test."*

Scoring: No points are given for Trials One and Two.

6. Attention:

Forward Digit Span: Administration: Give the following instruction: *"I am going to say some numbers and when I am through, repeat them to me exactly as I said them"*. Read the five number sequence at a rate of one digit per second.

Backward Digit Span: Administration: Give the following instruction: *"Now I am going to say some more numbers, but when I am through you must repeat them to me in the backwards order."* Read the three number sequence at a rate of one digit per second.

Scoring: Allocate one point for each sequence correctly repeated, (*N.B.*: the correct response for the backwards trial is 2-4-7).

Vigilance: Administration: The examiner reads the list of letters at a rate of one per second, after giving the following instruction: *"I am going to read a sequence of letters. Every time I say the letter A, tap your hand once. If I say a different letter, do not tap your hand"*.

Scoring: Give one point if there is zero to one errors (an error is a tap on a wrong letter or a failure to tap on letter A).

Serial 7s: Administration: The examiner gives the following instruction: *"Now, I will ask you to count by subtracting seven from 100, and then, keep subtracting seven from your answer until I tell you to stop."* Give this instruction twice if necessary.

Scoring: This item is scored out of 3 points. Give no (0) points for no correct subtractions, 1 point for one correction subtraction, 2 points for two-to-three correct subtractions, and 3 points if the participant successfully makes four or five correct subtractions. Count each correct subtraction of 7 beginning at 100. Each subtraction is evaluated independently; that is, if the participant responds with an incorrect number but continues to correctly subtract 7 from it, give a point for each correct subtraction. For example, a participant may respond "92 – 85 – 78 – 71 – 64" where the "92" is incorrect, but all subsequent numbers are subtracted correctly. This is one error and the item would be given a score of 3.

7. Sentence repetition:

Administration: The examiner gives the following instructions: *"I am going to read you a sentence. Repeat it after me, exactly as I say it* [pause]: ***I only know that John is the one to help today.*** *"* Following the response, say: *"Now I am going to read you another sentence. Repeat it after me, exactly as I say it* [pause]: ***The cat always hid under the couch when dogs were in the room.***"

Scoring: Allocate 1 point for each sentence correctly repeated. Repetition must be exact. Be alert for errors that are omissions (e.g., omitting "only", "always") and substitutions/additions (e.g., "John is the one who helped today;" substituting "hides" for "hid", altering plurals, etc.).

8. Verbal fluency:

Administration: The examiner gives the following instruction: *"Tell me as many words as you can think of that begin with a certain letter of the alphabet that I will tell you in a moment. You can say any kind of word you want, except for proper nouns (like Bob or Boston), numbers, or words that begin with the same sound but have a different suffix, for example, love, lover, loving. I will tell you to stop after one minute. Are you ready?* [Pause] *Now, tell me as many words as you can think of that begin with the letter F.* [time for 60 sec]. *Stop."*

Scoring: Allocate one point if the subject generates 11 words or more in 60 sec. Record the subject's response in the bottom or side margins.

9. Abstraction:

Administration: The examiner asks the subject to explain what each pair of words has in common, starting with the example: *"Tell me how an orange and a banana are alike"*. If the subject answers in a concrete manner, then say only one additional time: *"Tell me another way in which those items are alike"*. If the subject does not give the appropriate response *(fruit)*, say, *"Yes, and they are also both fruit."* Do not give any additional instructions or clarification. After the practice trial, say: *"Now, tell me how a train and a bicycle are alike"*. Following the response, administer the second trial, saying: *"Now tell me how a ruler and a watch are alike"*. Do not give any additional instructions or prompts.

Scoring: Only the last two item pairs are scored. Give 1 point to each item pair correctly answered. The following responses are acceptable:

Train-bicycle = means of transportation, means of travelling, you take trips in both;

Ruler-watch = measuring instruments, used to measure.

The following responses are not acceptable: Train-bicycle = they have wheels; Ruler-watch = they have numbers.

10. Delayed recall:

Administration: The examiner gives the following instruction: *"I read some words to you earlier, which I asked you to remember. Tell me as many of those words as you can remember."* Make a check mark (√) for each of the words correctly recalled spontaneously without any cues, in the allocated space.

Scoring: Allocate 1 point for each word recalled freely **without any cues.**

Optional:

Following the delayed free recall trial, prompt the subject with the semantic category cue provided below for any word not recalled. Make a check mark (√) in the allocated space if the subject remembered the word with the help of a category or multiple-choice cue. Prompt all non-recalled words in this manner. If the subject does not recall the word after the category cue, give him/her a multiple choice trial, using the following example instruction, *"Which of the following words do you think it was, NOSE, FACE, or HAND?"*

Use the following category and/or multiple-choice cues for each word, when appropriate:

FACE: category cue: part of the body   multiple choice: nose, face, hand
VELVET: category cue: type of fabric   multiple choice: denim, cotton, velvet
CHURCH: category cue: type of building   multiple choice: church, school, hospital
DAISY: category cue: type of flower   multiple choice: rose, daisy, tulip
RED: category cue: a colour   multiple choice: red, blue, green

Scoring: **No points are allocated for words recalled with a cue.** A cue is used for clinical information purposes only and can give the test interpreter additional information about the type of memory disorder. For memory deficits due to retrieval failures, performance can be improved with a cue. For memory deficits due to encoding failures, performance does not improve with a cue.

---

11. Orientation:

Administration: The examiner gives the following instructions: "Tell me the date today". If the subject does not give a complete answer, then prompt accordingly by saying: *"Tell me the [year, month, exact date, and day of the week]."* Then say: *"Now, tell me the name of this place, and which city it is in."*

Scoring: Give one point for each item correctly answered. The subject must tell the exact date and the exact place (name of hospital, clinic, office). No points are allocated if subject makes an error of one day for the day and date.

TOTAL SCORE: Sum all subscores listed on the right-hand side. Add one point for an individual who has 12 years or fewer of formal education, for a possible maximum of 30 points. A final total score of 26 and above is considered normal.

MoCA Version August 18, 2010
© Z. Nasreddine MD

（李 新 王纪佐）

参考文献

1.李新，王纪佐. 临床技术操作规范——神经病学分册. 北京，人民军医出版社，2002 97-99

2.Kokmen E，Naessens JM，Offord KP. A short test of mental status：description and preliminary results. Mayo Clinic Proc 1987；62：281-8

3.Kokmen E，Smith GE，Petersen RC，et al. The short test of mental status：correlations with standardized psychometric testing. Archives of Neurology. 1991：48；725-728

4.Montreal Cognitive Assessment .MoCA. http://www.mocatest. org/ 2011

第二篇　血管性认知功能障碍（VCI）

第一章　AHA/ASA VCI 指南（2011）解析

2011年美国AHA/ASA发表的"血管病因造成认知功能障碍和痴呆"（vascular contributions to cognitive impairment and dementia）是由多国该领域的专家参考2009年-2010年5月1日的500多文献资料编写而成的，书写规范是按美国ACCF/AHA特别工作组制订的临床实践指南的方法手册和政策（methodology manual and policies from the ACCF/AHA task force on practice guidelines）规定写成的。因为有的资料不够成熟，故对某些课题只给出总结意见，而对符合条件者，则按循证医学的标准给出推荐意见，并附有推荐级别和证据水平，所以该文使用"科学声明"（scientific statement），实际该科学声明可作为指南，使临床医生对VCI和痴呆以及其预防和治疗有全面的了解，故以下简称VCI新指南（2011）。

以下对该指南进行介绍和解析，因其参考文献只到2010年5月，故对某些课题的新进展做些许补充。

一、序言

1.目的和背景　该科学声明报告血管病因造成认知功能障碍和痴呆的证据（2009年至2010年5月1日的文献资料）。血管病因造成老年人的认知功能障碍和痴呆很普遍。该文对血管性认知功能障碍（VCI）的定义、神经病理、基础科学和病理生理学、神经影像学、血管性和其他联合危险因素以及可能的预防和治疗措施做了宏观的复习。该科学声明可作为指南，使临床医生对VCI和痴呆以及其预防和治疗有全面的了解。

2.方法学　写作组20位成员是由两位主席（美国的Philip Gorelick和意大利的Angelo Scuteri）按成员以前在各自相关课题领域所做的工作提名的，后经美国心脏病联合会卒中理事会的学术指南监管委员会、流行病学预防医学理事会和稿件监管委员会批准的。20位成员来自美国、加拿大、法国和瑞典。写作组系统复习文献（主要为1990年到2010年发表的文献，包括2篇2011年AHA/ASA卒中和TIA一级和二级预防指南）、先前发表的指南、个人档案和专家意见总结出已有的证据，当证据级符合标准的美国心脏病联合会的标准时，形成不同力度的推荐。所有成员都有机会评论所做出的推荐和认可该文件的最终版本。再经心脏病联合会同行专家和卒中理事会领导和上述几个委员会和理事会审阅后，最后经美国心脏联合会科学顾问和统筹委员会批准。

3.结果　VCI的构成概念已经更新，涵括所有形式的脑血管损害，不再只是卒中，并发的认知障碍疾病的全部领域和系列，从轻度认知功能障碍（MCI）直到发展完全的痴呆。脑神经血管单元（神经元、神经胶质、血管周围和血管细胞统称为神经血管单元，其在结构、功能和发展上相互关联和联合作用以支持脑微环境的动态平衡）和调节脑血流的机制障碍可能是VCI的重要病理生理发病机制。脑淀粉样血管病正开始成为Alzheimer病（AD）、脑微梗死、微出血和大量出血和VCI的重要标准。老年人认知功能障碍的神经病理常是混合AD和微血管脑损伤的病理发现，二者相互重叠协同加重认知功能损害。在这方面，MRI和其他神经影像技术在限定和发现VCI以及证实皮层下型VCI（脑白质高信号和小的深部梗死）很常见。很多情况下，VCI的危险标准和传统的卒中危险因素相同。这些危险因素包括诸如心房纤颤、高血压、糖尿病和高胆固醇和其他血管危险因素，而且这些血管危险因素也同样是AD的血管危险因素。颈动脉内膜—中层增厚和动脉僵硬正开始作为动脉老龄化的标志，并可能作为VCI的危险标准。目前对VCI无特殊处理手段。然而，发现和控制传统的卒中危险因素和心血管疾病在预防VCI可能是有效的，即或是在老年人。

4.结论　认知功能障碍和痴呆（包括AD）的血管性病因是重要的。最近几年，临床前、神经病理、神经影像、生理学和流行病学的基础研究发现对VCI的了解有极大的实质性进展。推荐跨学科、向临床实用转化、双向和多向的交流和协作，互通有无的研究途径（transdisciplinary，translational and transactional approaches，3T途径）会更增进我们对该类病种的了解，并更好地阐明其神经精神方面的特征。这需要前瞻性、定量的、临床、病理、神经影像学（包括超声学）研究以期改善神经影像学的病理学基础以及临床VCI和AD的发展过程中，VCI和AD病理学的相互影响和交互作用复杂的关系。需要在中年人早期进行长时间血管危险标准干预研究，会能预防和推延VCI和AD的开始。在高危人群进行强化降低血管危险因素是另一重要的研究方向。

二、前言

随着人寿命的延长，认知功能障碍给社会带来的负担越来越沉重。虽然老年人中，认知功能障碍的病因最普遍被诊断为阿尔兹海默病（alzheimer disease，AD），但是血管性疾病作为认知功能紊乱的独立病因和致病因素造成的认知功能障碍是至关重要的，（脑血管疾病是指所有类型的脑血管病），包括诸如临床下脑损伤、无症状性脑梗死（silent brain infarction，SBI）、有临床症状的卒中等。在解释相关文献时有不少争议，这是由于在疾病分类学、诊断标准以及认知功能测量指标上存在差异所致，但是血管病变造成认知功能障碍和痴呆（VaD和AD）的观念和构想十分重要，值得做一详尽的综述。

该科学声明报告的目的是提供一个血管性病因造成认知功能障碍和痴呆的证据，该声明可作为指南，使临床医生对血管性认知功能障碍（vascular cognitive impairment，VCI）和痴呆以及其预防和治疗有全面的了解。写作组成员是由两位主席（美国的Philip Gorelick和意大利的 Angelo Scuteri）按成员以前在各自相关课题领域所做的工作提名的，后经美国心脏病联合会（AHA）卒中理事会的学术指南监督委员会、流行病学预防医学理事会和稿件监管委员会批准的。写作组系统复习文献（主要为1990年到2010年5月间发表的文献）、先前发表的指南、个人档案和专家意见总结出现有的证据，指出当前知识的欠缺之处，当证据适合时，采用标准化的AHA制订的指南标准给出不同力度的推荐（表2-1-1，2-1-2，彩色表格见附录）。所有成员都有机会评论所做出的推荐和认可该文件的最终版本。该声明也广泛地经AHA内同行专家和卒中理事会领导和上述几个委员会和理事会审阅后，最后经美国心脏联合会科学顾问和统筹委员会批准。

除此之外，临床试验部分，写作组在Cochrane临床试验综述、护理和联盟健康文献累积索引（Cumulative Index to Nursing and Allied Health Literature）、AMEDD虚拟图书馆（AMEDD Virtual Library）、PubMed和MEDLINE中搜索包括血管性认知功能、功能障碍、痴呆等的关键词。主题标题同时具有治疗，其中包括特殊疗法。对以前的指南和以前共识会议录进行了综述，并且在美国国立卫生中心国家研究院补充和替代医学网站和美国医生PIER（Physician's Information and Education Resource，医生的信息和教育资源）学院和Elsevier MD咨询数据库中，为非药物性的认知功能增强措施手段寻找证据。

一些文献复习是基于专家组对此领域的了解和认识，因此可能有偏倚。但是，如说明中所指出，规范的搜索策略被用作评估临床试验资料，故可消减此种偏倚。

表 2-1-1　适用推荐分类和证据级别（英文版）

ESTIMATE OF CERTAINTY (PRECISION) OF TREATMENT EFFECT		CLASS I *Benefit >>> Risk* Procedure/Treatment **SHOULD** be performed/administered	CLASS IIa *Benefit >> Risk* *Additional studies with focused objectives needed* **IT IS REASONABLE** to perform procedure/administer treatment	CLASS IIb *Benefit ≥ Risk* *Additional studies with broad objectives needed; additional registry data would be helpful* Procedure/Treatment **MAY BE CONSIDERED**	CLASS III *No Benefit* or CLASS III *Harm* COR III: No benefit — Procedure/Test: Not Helpful / Treatment: No Proven Benefit COR III: Harm — Procedure/Test: Excess Cost w/o Benefit or Harmful / Treatment: Harmful to Patients
	LEVEL A Multiple populations evaluated* Data derived from multiple randomized clinical trials or meta-analyses	■ Recommendation that procedure or treatment is useful/effective ■ Sufficient evidence from multiple randomized trials or meta-analyses	■ Recommendation in favor of treatment or procedure being useful/effective ■ Some conflicting evidence from multiple randomized trials or meta-analyses	■ Recommendation's usefulness/efficacy less well established ■ Greater conflicting evidence from multiple randomized trials or meta-analyses	■ Recommendation that procedure or treatment is not useful/effective and may be harmful ■ Sufficient evidence from multiple randomized trials or meta-analyses
	LEVEL B Limited populations evaluated* Data derived from a single randomized trial or nonrandomized studies	■ Recommendation that procedure or treatment is useful/effective ■ Evidence from single randomized trial or nonrandomized studies	■ Recommendation in favor of treatment or procedure being useful/effective ■ Some conflicting evidence from single randomized trial or nonrandomized studies	■ Recommendation's usefulness/efficacy less well established ■ Greater conflicting evidence from single randomized trial or nonrandomized studies	■ Recommendation that procedure or treatment is not useful/effective and may be harmful ■ Evidence from single randomized trial or nonrandomized studies
	LEVEL C Very limited populations evaluated* Only consensus opinion of experts, case studies, or standard of care	■ Recommendation that procedure or treatment is useful/effective ■ Only expert opinion, case studies, or standard of care	■ Recommendation in favor of treatment or procedure being useful/effective ■ Only diverging expert opinion, case studies, or standard of care	■ Recommendation's usefulness/efficacy less well established ■ Only diverging expert opinion, case studies, or standard of care	■ Recommendation that procedure or treatment is not useful/effective and may be harmful ■ Only expert opinion, case studies, or standard of care
	Suggested phrases for writing recommendations	should is recommended is indicated is useful/effective/beneficial	is reasonable can be useful/effective/beneficial is probably recommended or indicated	may/might be considered may/might be reasonable usefulness/effectiveness is unknown/unclear/uncertain or not well established	COR III: No Benefit is not recommended is not indicated should not be performed/administered/other is not useful/beneficial/effective COR III: Harm potentially harmful causes harm associated with excess morbidity/mortality should not be performed/administered/other
	Comparative effectiveness phrases†	treatment/strategy A is recommended/indicated in preference to treatment B treatment A should be chosen over treatment B	treatment/strategy A is probably recommended/indicated in preference to treatment B it is reasonable to choose treatment A over treatment B		

表 2-1-2　适用推荐分类和证据级别（中文版）

疗效大小 / 证据级别	I 类 效益>>> 危险 医疗措施/治疗 必需执行/给予 SHOULD	II a 类 效益>> 危险 附加对所需主题的集中研究 医疗措施的执行/给予治疗是合理的 IT IS REASONALLE	II b 类 效益≥危险 附加对所需主题的广泛研究；附加注册登记资料会有助医疗措施/治疗可考虑 MAY BR CONSIDERED	III 类 无效益 III 类 有害 推荐分类／医疗措施试验／治疗 ROC III：无助／无效益／未证实有效 ROC III：费用对病人有害／过高有害 无效或有害
A 级证据 研究人群数量众多* 资料源自多个随机临床试验或荟萃分析	■推荐的医疗措施或治疗是有用/有效 ■证据充分，源自多个随机试验或荟萃分析	■推荐支持医疗措施或治疗是有用/有效 ■一些矛盾证据源自多个随机试验或荟萃分析	■推荐的有用性/疗效尚未充分确定 ■更多矛盾证据源自多个随机试验或荟萃分析	■推荐的医疗措施或治疗是无用/无效，并可能有害 ■证据充分，源自多个随机试验或荟萃分析
B 级证据 研究人群数量有限* 资料源自单中心随机试验或者非随机研究	■推荐的医疗措施或治疗是有用/有效 ■证据源自单个随机试验或者某些非随机研究	■推荐支持医疗措施或治疗是有用/有效 ■一些矛盾证据源自单个随机试验或非随机研究	■推荐的有用性/疗效尚未充分确定 ■更多矛盾证据源自单个随机试验或荟萃分析	■推荐的医疗措施或治疗是无用/无效，并可能有害 ■证据来自单一随机试验或非随机研究
C 级证据 研究人群数量极其有限* 仅依据专家共识意见，病例报道或医护准则	■推荐的医疗措施或治疗是有用/有效 ■仅依据专家意见，病例研究，或医疗准则	■推荐支持医疗措施或治疗是有用/有效 ■仅依据持异议的专家意见，病例研究，或医疗准则	■推荐的有用性/疗效尚未充分确定仅依据专家意见， ■仅依据持异议的专家意见，病例研究，或医疗准则	■推荐的医疗措施或治疗是无用/无效，并可能有害 ■仅依据专家意见，病例研究，或医疗准则
书写推荐使用的用语	应当 推荐 需要 有用/有效/有益	合理的 能是用/有效/有益 可能推荐或需要	可能/ 可以考虑 可能/ 可以合理的 有用/有效性未知/未确定或未充分证实	推荐 III 级无益 / 推荐III级有害 不推荐 / 潜在危害 不需要 / 造成危害 不应该/完成/处理/其他 / 合并过度病残率/死亡率 无用/无效/无益 / 不应该完成/处理/其他
比较性效果的用语 †	优先推荐/需要的治疗/策略是 A，而不是治疗 B 应该首选治疗 A 而不优选治疗 B	可能优先推荐/需要的治疗/策略是 A 而不是治疗 B 首选治疗 A，而不优选治疗 B 是合理的		

附注：

*证据 B 或 C 等级的推荐并不意味着推荐力度弱。该指南中所提及的许多重要临床问题是不适合临床试验的。尽管无可资利用的随机临床试验，但可能有一个非常明确的临床共识，推荐一个特殊的试验或治疗是有用或有效的。

表示资料来自不同人群亚组的有用/有效（usefulness/efficacy）的临床试验或注册登记，人群亚组包括诸如性别、年龄、糖尿病史，先前心肌梗死史，心衰病史以及先前使用阿司匹林等亚组。

† 为比较有效性的推荐（只限于Ⅰ级和Ⅱa级；证据水平 A 和 B）所采用的研究皆支持比较性效果用语，而且必需有治疗或策略直接比较的评估。

在 2003 年，ACCF / AHA 实践指南专责小组（task force on practice guidelines）提出了一个在写指南的时候使用的建议语句列表。所有的指南建议使用能表达完整思想的完整句子，例如，即使与其他文件分开（包括标题）提出的推荐，仍然要充分表达推荐的意图。希望会增加读者对指南的理解，将允许个别推荐水平。

三、指南的制订和应用注意事项

该科学声明（scientific statement）是根据美国"ACCF/AHA 特殊工作组制订的实用指南手册和政策（Methodology Manual and Policies From the ACCF/AHA Task Force on Practice Guidelines2010年版）的规定而制订的。在该科学声明中，因某些课题不能或资料不足不能给出循证医学的推荐，只给出总结意见，但在危险因素和处理等方面都按照规定给出推荐意见，故该科学声明仍可用作指南。所有推荐意见都是按照证据—基础（循证医学）的要求规范的给出推荐分类和证据级别（Classification of recommendations，COR 和levels of evidence，LOE），并给出疗效/危险性比值。推荐意见也是应用规定的词语对不同COR/LOE应用不同的用语，读者阅读和参考指南时先熟悉COR/LOE表，应用指南时，更应了解指南的目的和指南的时间和空间的局限性，现简单介绍如下。

1.指南的目的 ACCF/AHA指南的目的是为医务工作者提供一般公认和普遍接受的某一疾病或情况的诊断、处理和预防的手段或方法。指南尽力使其推荐意见能在多数情况下适应多数患者的实际需要。指南是反应有关专家在充分阅读可资利用的（国外指南只限于英文资料）现代的科学证据后提出的共识意见，旨在改善病人的医疗效果。指南可用于制订医疗法规/医保支付的根据。但指南的最终目的是改善医疗质量和使患者获得最大的利益。对具体和特殊病人医疗手段的最终判断和决定必需要按照患者的具体条件，由医务工作者和患者共同做出和确定，我国情况必须保证患者的知情权。

适当构造性实际指南旨在减小治疗手段的危害性，降低实践的变异性和有助于患者得到最佳的健康结果。以患者为中心的指南将是病人为中心的医疗服务。

以下给出ACCF/AHA实践指南的几点重要普通用途：

（1）改善患者的预后。

（2）综合最近和最新的临床研究。

（3）确定是否医疗实践是按照当前的循证医学推荐意见。

（4）减少实践中的变异性。

（5）影响医疗政策的制订。

（6）促进有效的医疗资源利用。

（7）确定证据基础的缺陷和不足。

（8）用于发展医疗工作指标和实用标准。

2.正确认识循证医学 循证医学是证据—基础医学（evidence-based medicine）模式。其核心思想是任何医疗决策的确定都应基于客观的临床科学研究依据；任何临床的诊治手段和决策，必须建立在当前最好的临床研究证据与临床基础知识和实践经验以及患者的利益相结合的基础上。循证医学强调最佳证据、医生的专业知识和经验和患者利益三者相结合。实践中，应考虑到患者的具体情况和条件，制订出个体化的决策。证据是循证医学的基石，其主要来源是医学期刊的研究报告，特别是临床随机对照试验（RCT）的研究成果和对这些研究的 Meta 分析等资料。循证医学指南的两大核心是证据要分级和推荐有级别（LOE 和 COR），该指南是按 ACCF/AHA 制订的实用指南手册和政策的规定制订的。

循证医学的证据在不断更新和日新月异，所以指南所依据的证据在发表时往往有些过时，如该 VCI 的科学声明是参考 2009 年至 2010 年的 500 多文献资料编写而成，故使用时应参考最近的新证据和资料，我们在介绍该指南的同时介绍些许有限的新资料。

（1）循证医学基础的指南只是复习其发表前的研究文献而得，只是总结目前的研究现状，不是最终结论，其所给出的意见只是"推荐"或"建议"（recommendation），绝不能将其看做是行政命令或规定，更不要认为指南是不论时间、地点以及具体情况都必须遵守的法规或纲领。随着研究的进展，指南都会定期（2～3 年）更新，这是符合科学发展观的。

（2）循证医学的疗效和安全性的评价和推荐的实际用途：循证医学和 RCTs 所介绍的疗效只是在选择特定人群，和严格控制之下和限定的特定的时间内得出的统计学意义的有效和安全性，被称之为"有效"（efficacy），而临床实际治疗的人群是无选择的人群和更长的时间，"有效"的药物在实际应用中不等于"有用"（effectiveness），即在更大的情况和环境中也有重要效应，或临床意义的疗效。这有待研究证实。另外，循证医学和 RTC 证实的疗效更不能告知治疗手段的"价值"（efficiency），即疗效/费用的比值要到达物有所值以及实用性（applicability），即在常规治疗中能付诸实施的程度和范围。

第一节　VCI 的发病率和患病率

在经济富裕国家，≥65 岁人群痴呆的总患病率是 5%～10%。AD 的患病率每 4.3 年增长一倍，但是血管性痴呆（vascular dementia，VaD）的患病率每 5.3 年增长一倍。血管性认知功能障碍也与年龄密切相关。最近来自 AD 国际的报告表明在低、中等收入国家中，经济收人越低的国家其痴呆患病率越低，但患病率和年龄密切相关。发病率的变异也很大也与年龄相关。AD 和 VaD 的年龄调整的发病率各自为每年 19.2/1 000 人/年和 14.6/1 000 人。

在解释 AD 和 VaD 的患病率和发病率的数值中，一个重要因素是诊断临界点的问题。多数较老的研究都是应用旧观念的 VaD 或多发梗死痴呆（multi-infarct dementia，MID）来计算出的这些数值。近年（2006），Hachinski 等北美专家提出和被采用的 VCI 新观念涵括了从轻度认知功能障碍（mild cognitive impairment，MCI）到发展完全的痴呆的整个认知功能障碍疾病谱。随着临界点的延伸，频率也相应的增加。人们日益意识到由此造成重大的社会负担以及需要尽早识别、预防和治疗显性的和隐性的脑血管病损伤的必要性。

VCI 一词的新定义囊括，认知功能障碍严重程度的所有范围，包括从前驱症状（血管性认知功能障碍、没有痴呆- vascular cognitive impairment，no dementia，VCIND）到症状完全和严重的认知功能障碍，即 VaD；病理谱囊括从"纯"AD、AD 并存不同程度的血管性疾病，即混合性疾病、直到"纯"VaD。重要的是，已有共识-基础推荐的标准化的影像学，认知功能和病理学草案。

除了临界点问题外，VCI 和 VaD 有多套诊断标准也是造成患病率和发病率多寡不同的原因。比如，广泛使用的 Hachinski 较宽松的 VaD 的诊断标准，导致诊断大量 VaD 患者，同时，使用比较保守的诊断标准如 NINDS-AIREN（National Institute of Neurological Disorders and Stroke–Association Internationale pour la Recherche′ et l'Enseignement en Neurosciences）标准，则诊断出更少的 VaD 患者，另一个影响频率评估的因素是和神经影像学的作用有关。最近一些诊断标准建议纳入神经影像学作为一个诊断要素，这对频率数值的影响很大。更深远复杂的问题涉及各种不同致病的病理生理学的合并存在。一些研究主张老年人的认知功能障碍最常见的混合性病理学改变，包括由 AD 引起的退行性病变成分和血管因素。

人群核磁共振成像（magnetic resonance imaging，MRI）研究显示，老年人隐匿的小血管病（23% 为无症状腔隙状态，95% 为偶发的高信号）的高患病率与中风及痴呆的风险增加有关。人群系列尸检证实 AD 和脑血管病的联合共存在痴呆患者的发生率极高，如前所述，这两种病变的共存对痴呆的发生和发展的发病机制上的重要性。

从病理角度看，不同类型血管病变在导致认知功能障碍的作用有争议，包括以前使用的术语 MID，大面积皮质梗死，腔隙性脑梗死，皮质下脑白质病，战略部位的皮质下梗死或这些类型的不同组合（最近发现的微观脑梗死、血管周围间隙扩大），而且血管病变可以降低 AD 临床表现的临界点（阈值）。最后，AD 和 VCI 都有胆碱能受损的病理和临床证据，临床试验也证实胆碱酯酶抑制剂治疗能改善 AD 和 VCI 患者的认知功能。

如果我们要了解、诊断、预防和治疗血管疾病引起的认知功能障碍，总体和全面情况是复杂的，然而是至关重要的。该科学声明涵盖了当前 AD 和 VCI 的定义，VCI 的病理生理基本性质，挑战神经病理的血管效应的定义以及神经影像在定义临床表现和病程中的作用。此外，对中年和老年人的危险因素进行了讨论，并回顾了临床试验，最后，对 VCI 的预防和治疗提出了推荐意见，并指出了未来的研究方向。

第二节　VCI 命名和定义

1.新 VCI 的命名和定义　该指南应用 VCI 一词来涵盖所有类型的脑血管病变造成的各种严重程度的认知功能障碍型谱，包括症状明显的卒中、血管性脑损伤或临床下血管疾病以及包括各种严重程度的认知功能障碍，从不严重到最严重的临床表现。最严重程度的 VCI 传统上一直被称为 VaD。然而，读者必须注意，卒中和血管性脑病伴发的认知障碍的定义随着时间的进展也不断变化，在本指南的个别部分里，在讨论相关的关键问题时，如 VaD、 MID、卒中后痴呆或者其他的术语仍沿用旧称谓使保持和所引用的原始文献的一致性。

最近的第五版精神疾患诊断和统计手册（Diagnostic and Statistical Manual of Mental Disorders，DSM-V，www.dsm5.org），使用另一套分类痴呆的术语和分类，诸如"严重的神经认知疾患"（major neurocognitive disorder）。与MCI相似的痴呆前期症状期（The predementia symptomatic stage）被命名为"轻度神经认知疾患"（mild neurocognitive disorder）。在AD的症状谱里，记忆力缺失仍然是该综合征的突出的临床表现，但不要求"轻度的"和"严重的"诊断，因为任何认知领域的障碍包括执行功能等都足以满足诊断。然而，临床医生使用DSM-V分类和命名以及其会产生的整体影响的情况还有待进一步观察。

DSM-V的神经认知疾患工作组（Neurocognitive Disorders Work Group）提出的新的认知功能障碍诊断分类和命名，是将DSM-IV的谵妄、痴呆、遗忘（Delirium，Dementia，Amnestic）和其他认知疾患章节改写而来的。

DSM-V 推荐将认知功能障碍疾患分类为 3 个主要综合征：即谵妄（Delirium）、重症神经认知疾患（Major Neurocognitive Disorder）和轻度神经认知疾患（Mild Neurocognitive Disorder）。最大的改变是取消遗忘（Amnestic）作为单独病种；取消痴呆（dementia）的称谓，改称作"神经认知疾患"（Neurocognitive Disorders）。

2.阿尔茨海默病（AD）和血管性认知功能障碍（VCI）的定义 伴随脑血管疾病危险因素的认知障碍综合征的特征及其表现，特别是痴呆的描述的命名上存在很大的变迁。大约在 30 年前，Hachinski 命名多发梗死痴呆（MID）来描述多发性卒中后出现痴呆的患者，虽然 MID 也曾用在仅有单个脑血管意外的患者。最近，规范使用血管性痴呆（VaD）一词，不在区分血管病变的病因是缺血性的还是出血性；是单发或是多发。

脑血管疾病也可造成轻度认知功能缺陷，影响多种认知功能，为了和最终转变为AD的MCI相区别，建议使用血管性轻度认知功能损害（vascular mild cognitive impairment，VaMCI）这个词。推而广之， VCI包括所有的与脑血管疾病有关的认知障碍，从症状明显的痴呆到轻度认知功能缺陷。VCI包含从痴呆到认知功能损害的伴随脑血管病的所有认知功能障碍，简言之，VCI是一个有临床卒中或亚临床血管性脑损伤证据的临床综合征，其认知障碍至少影响一个认知领域，VCI最严重的形式就是VaD。

第三节　VCI 的临床诊断标准

1.血管性痴呆（VaD）的临床诊断标准 血管性痴呆的诊断标准非常重要，不仅因为它是临床实践中的诊断工具，而且它也是研究人群发病率及患病率、确定危险因素、为药物试验募集疾病性质相同的试验者等的重要工具。

精神疾病诊断和统计手册（DSM-IV）和国际疾病分类（ICD-10）提供的标准适用于管理和追踪疾病。在某些情况下，采用这些标准用于作为诊断标准其精确性低。NINDS–AIREN 和加州 AD 的疾病诊断和治疗中心的缺血性血管性痴呆（VaD）的标准适用于研究目的，是使用 VaD 综合征的特征症状和体征的诊断工具。最近，还有皮质下VaD 综合征的临床标准提出。

迄今为止，所有血管疾病相关的认知障碍综合征的诊断标准的特点应该基于 2 个因素：神经心理测试证实存在认知功能障碍（痴呆或 VaMCI）和临床卒中的病史或者神经影像证实存在有和认知功能障碍相关的血管疾病。然而，怎样去制订一个包括这 2 个核心课题的诊断标准的方法各异。作者提供了一个实际可行的痴呆和 VaMCI 分类（表2-1-2），其创新之处是将 VCI 一词用作包括所有的与脑血管疾病相关的认知功能障碍，不论其血管疾病的病因（心源性、动脉粥样硬化性、缺血性、出血性或遗传因素、小血管病和其他少见病因。

所有VaD 的主要标准都有不同痴呆的定义，其结果影响研究的可靠性。基于记忆减退的痴呆的诊断标准皆是源自对AD 的传统概念，但是这不适用于伴脑血管疾病的痴呆综合征，在伴脑血管疾病的痴呆综合征中，其与记忆相关的结构（例如颞叶中部、丘脑）可能是完整的，使得记忆功能得以保留。因此，VCI或血管VaD 的诊断不要求必须有记忆力缺陷（AD的新诊断标准也不再把记忆障碍作为唯一必需有的认知功能障碍）。

诊断血管性痴呆（VaD）的第二个关键的临床特点是确定脑血管疾病与认知症状的关系。为了恰当的诊断VaD，关键是应用神经影像学识别皮质或皮质下梗死或其他卒中的证据，而这些影像学发现必需伴有相应的认知障碍的临床症状。同样非常重要的是考虑造成VCI的心脏或血管的病理学原因，用以提供更特殊的临床病理关系。虽然有些作者提出，认知症状必需在卒中后3个月内出现，这只不过是人为的限定，因为症状可能在这个时间段以后出现。另外，一些患者无卒中的临床表现，但只在神经影像学研究时发现明显的严重的脑血管疾病。最后，脑白质病变（White Matter Lesions，WMLs）或白质稀疏（Leukoaraiosis，LA）被认为是继发于小血管闭塞性疾病。WMLs的存在是诊断脑常染色体显性遗传动脉病伴皮层下梗死和白质脑病（Cerebral Autosomal Dominant Arteriopathy With Subcortical Infarcts And Leukoencephalopathy，CADASIL）的关键，CADASIL是一种遗传形式的VaD，发生在相当年轻人。流行病学研究发现WMLs也见于老年人群和AD患者。尽管存在 WMLs对中老年人中的诊断价值不高，但在继发于脑血管病认知障碍的年轻人中，WMLs可以是唯一的神经影像学发现。例如，在自身免疫性疾病（如系统性红斑狼疮，干燥综合征）患者存有伴或不伴有脑梗死的 WMLs 都会出现认知功能缺陷和神经精神障碍（这些证据证实老年人发现的WMLs 和认知功能障碍的发生和发展有关）。

2.VaD 综合征的异质性　VaD 可以与多个累及老年人认知功能的脑及全身疾病共存，特别是 AD。因此，经常很困难确定认知功能障碍是单独的血管因素所造成，还是AD 病因所致。有些研究已经发现在 AD 的患者和脑血管疾病的患者中，只需很少的 AD 病理表现（老年斑和神经原纤维缠结），患者即可表现痴呆综合征。AD 和脑血管疾病的病理改变协同作用可以解释为什么假想是 AD 造成颞叶内侧萎缩患者，比没有颞叶内侧萎缩的患者在卒中后痴呆的危险性增加，因为海马萎缩也可能是由血管疾病引起的。这是 VaD 特征临床最困难的方面，因为 AD 临床综合征可以在卒中后开始，或 AD 患者可以在疾病的发展过程中出现卒中，使其症状复杂。在该声明建议使用"可能"（probable）描述 VaD 的最"纯"类型和使用"可疑"（possible）描述 VaD 的诊断准确性不高或者伴随其他可造成认知功能下降疾病的血管综合征。未来的研究使用淀粉样物质特殊配体有可能阐明 AD 与血管性痴呆之间的这种动态关系。

现在将重点从 VaD 转移到不太严重的类型的 VCI。

3.轻度 VCI　　遗忘型 VCI（amnestic MCI）被用于鉴别有 AD 危险的人。尽管早期 VCI 一词只特指 VCI 综合征的遗忘类型，但是进一步的研究发现这些 VCI 患者在多个认知领域均有缺陷。所以，目前 MCI 术语的涵义更广泛，包括遗忘性 MCI，遗忘性 MCI 合并其他的认知障碍，非遗忘性的单个认知领域 MCI，非遗忘性多个认知领域 MCI。因为流行病学研究发现有皮层下血管病理病变的患者有执行功能障碍，所以推荐使用血管性轻度认知功能障碍（Vascular MCI，VaMCI），其临床特征是执行功能障碍，而记忆功能正常。临床研究发现 VaMCI 患者可以表现更多领域的认知障碍，也可包括记忆障碍。这些定义主要是用于学术研究，但在实践临床工作中可分类患者提供一初始有用的平台。

4.VaMCI 的可逆性　　几个研究显示 MCI 患者的认知功能可恢复到正常水平，这些患者都患有诸如抑郁症、心力衰竭或自身免疫性疾病等多种无论有或无特殊治疗都能改善的疾病，有或无临床表现的卒中的脑血管病患者均可伴有抑郁，这引发了对 VaMCI 的重大争议。因为抑郁或抑郁症状所致的行为障碍可严重影响患者日常生活和认知功能的实施，有些症状如抑郁是通过治疗可以恢复，因而患者的认知功能也得到改善，这意味着 VaMCI 的认知缺陷中有可逆的成分。此外，卒中后不久患者可表现认知障碍，一些患者的认知障碍作为卒中症状的一部分会随着病程的恢复而改善。

5.VCI 神经心理学评估　　2006 年 NINDS 加拿大卒中委员会 VCI 的统一标准提出对可疑 VCI 患者使用的不同的神经心理学检查方案，该声明对这些方案不做详细讨论，读者可以参考 Hachinski 的原始文献所建议的可用实际的认知障碍成套评估方法。

可疑 VCI 患者需要进行全面的认知功能的神经心理学成套评估，执行功能早已被认为是 VCI 的显著特点，所以应该包含在神经心理学成套评估中。认知功能障碍最好应用操作性定义（即使用低于适当对照组的 1 或 1.5 标准差[SD]），其优于对认知症状的性质的描述。

曾尝试使用神经心理学评估以区分 AD 和 VCI 的结果成败参半。即未能证实执行功能障碍是脑血管病所特有，也未证实记忆障碍的类型（如情景记忆）和 AD 的联合病理在 AD 比脑血管病更多见。这项领域的研究是非常复杂的，因为临床上难于将 AD 或 VCI 从混合痴呆疾病（AD 合并脑血管病）中鉴别出来，实际上混合疾病比"单纯"AD 或"单纯"VCI 更常见。脑血管病的异质性（卒中不同的部位、大小和数量）也反对 VCI 的神经认识缺陷是单一的、统一化的认知功能障碍模式。

6.小结　　传统上讲，MID 或 VaD 常用于卒中相关的认知障碍分类。在新的研究分类系统中首选 VCI 一词。VCI 代表一个综合征，其考虑到认知障碍严重性的范围，通常包括了执行功能障碍的种种认知功能障碍和各种类型的可伴有认知症状的脑血管疾病，包括临床下血管性脑损伤。VCI 的最严重形式是 VaD，新的较轻的认知障碍亚型被定义为 VaMCI。VCI 的分类系统对临床医生的实践是有用的，因为考虑到认知功能障碍患者的发病机制、最终的治疗和预防。定义 VCI 范围的关键是神经心理学检查、床边或办公室的临床检查、神经影像学检查（表 2-1-3，表 2-1-4）。

表 2-1-3　血管性认知功能障碍（VCI）的诊断标准

1.VCI 涵盖了血管源性从 VaD 到 MCI 所有形式的认知缺陷

2.这些标准不能用于滥用或依赖药及酒精患者的诊断。患者必须至少 3 个月戒药物、戒酒

3.这些标准不能用于谵妄患者

痴呆的诊断标准

1.痴呆的诊断应根据从以前基线水平认知功能的下降，其认知功能下降≥2 个认知功能领域，并且其严重程度足以影响患者日常生活能力

2.痴呆的诊断必须基于认知功能检查，至少 4 个认知领域应予评估：执行/注意、记忆、语言，视空间功能

3.日常生活能力缺陷与血管事件的运动/感觉后遗症无关

可能 VaD 的诊断标准

1.有认知功能障碍和脑血管疾病的影像学证据，并且有以下几方面：

（1）血管事件（如临床卒中）和认知功能障碍之间有明确的时间关系

（2）认知功能障碍的严重程度和形式与存在的弥散的，皮层下的脑血管病的病理有明确的关系（如 CADASIL 等小血管病）

2.于卒中前或后，无病史提示存在非血管性神经变性性疾病造成的逐渐认知功能下降。

可疑 VaD 的诊断标准

有认知功能障碍和脑血管疾病的影像学证据，但是

1.血管疾病（如静息梗死、皮质下小血管疾病）和认知障碍无明确的关系（时间、严重程度或认知形式）。

2.诊断 VaD 的证据不足（只有脑血管病的临床症状，但无 CT/MRI 的证据）

3.失语的严重程度妨碍正确的认知功能评估。临床事件造成失语的患者，其以前认知评估是正常的（如每年的认知功能评价）可列为可疑 VaD

4.除脑血管疾病以外，还有其他可能影响认知功能的神经变性性疾病的证据，例如：

（1）其他神经变性性疾病的病史（如帕金森病、进行性核上性麻痹、路易体痴呆）

（2）存有证实的 AD 生物学的标记物（如 PET、脑脊液、淀粉样蛋白的配体）或者基因研究（如 PS1 突变），或者

（3）病史中有可能影响认知功能的活动性癌症、精神病或者代谢性疾病

表 2-1-4 VaMCI 的诊断标准

1.VaMCI 的亚型：和 MCI 分类相同，分为 4 个亚型：遗忘型、遗忘附加其他认知领域型、单独非遗忘认知领域型和多项非遗忘领域型。

2.VaMCI 的分类必须建立在认知功能试验检查的基础之上，至少评估 4 个认知领域：执行/注意、记忆、语言和视空间功能，分类应根据认知功能从基线水平下降并且至少有 1 个认知领域受损。

3.机械性日常生活活动可正常或轻度受损，和卒中或其他原因所致的运动/感觉症状无关。

可能 VaMCI 的诊断标准

1.有认知功能障碍和脑血管疾病的影像学证据，和以下几方面：

（1）血管事件（如临床卒中）和认知功能障碍之间有明确的时间关系，或者

（2）认知功能障碍的严重程度和形式与存在的弥散的、皮层下的脑血管病的病理有明确的关系，如 CADASIL 等小血管病

2.于卒中前或后，无病史提示存在非血管性神经变性性疾病造成的逐渐认知功能下降。

可疑 VaMCI 的诊断标准

有认知功能障碍和脑血管疾病的影像学证据，但是

1.血管疾病（如静息梗死、皮质下小血管疾病）和认知障碍无明确的关系（时间、严重程度或认知形式）

2.诊断 VaMCI 的证据不足（只有脑血管病的临床症状，但无 CT/MRI 的证据）

3.失语的严重程度妨碍正确的认知功能评估。临床事件造成失语的患者，其以前认知评估是正常的（如每年的认知功能评价）可列为可疑 VaMCI

4.除脑血管病以外，还有其他可能影响认知功能的神经变性性疾病的证据，例如：

（1）其他神经变性性疾病的病史（如帕金森病、进行性核上性麻痹、路易体痴呆）

（2）存有证实的 AD 生物学的标记物（如 PET、脑脊液、淀粉样蛋白的配体）或者基因研究（如 PS1 突变），或者

（3）病史中有可能影响认知功能的活动性癌症、精神病或者代谢性疾病

不稳定的 VaMCI 的诊断：

诊断为可能或者可疑血管性轻度认知功能障碍的患者症状恢复正常者应该归类为不稳定的 VaMCI

附注：

（1）VCI=血管性认知功能障碍；VaD =血管性痴呆；MCI：轻度认知功能障碍；CADASIL=常染色体显性遗传脑动脉病合并皮质下梗死和白质脑病；PET：正电子发射断层扫描；CSF：脑脊液；VaMCI：血管性轻度认知功能障碍

（2）日常生活活动（activities of daily living，ADLs）是指自我照料和居家生活的能力，基本的 ADL 包括饮食、穿衣、梳洗、如厕、洗澡、选择适当的服装、修饰、行走和室内行动。机械性 ADL 包括需要复杂的技巧完成的 ADL 如处理钱财、交通（如开车和使用公共交通工具）、购物、做饭、使用电话和其他通话工具、自己服用药物、家务工作。

第四节　VCI的神经病理

几十年来，普遍认为脑血管病变与痴呆相关，但是血管性认知功能障碍（VCI）的病理学变化依然不清楚，因其受很多错综复杂因素的影响，如患者梗死灶的大小、数目和部位不同；常常发生于有或无痴呆的老年患者；常常与临床卒中无关；且典型的伴有AD及其他痴呆疾病的病理改变。通过对有或无痴呆患者的社区—基础的队列研究，运用患者临近死亡前的临床资料及对血管性和AD病理学的定量研究，这些干扰和影响因素可得以克服。诸如此类的研究正在增多和积累，这将为VCI和痴呆的病理学基础、以及对血管病理或脑损伤的重要性提供新的认识。

1.老年人中脑梗死很常见　导致认知功能障碍最重要的血管病理是脑梗死。脑梗死是肉眼可见的（巨观的）或者通过显微镜（微观的）观察到的离散的局限区域的脑组织的丧失。临床病理学研究主要集中在慢性（陈旧性）脑梗死，因为认知功能评估通常在死亡之前数月完成。从一个新近梗死很难确定其认知功能损害的轨迹；而新梗死可能与临死亡期的多种并发因素有关。1/3～1/2的老年人可出现慢性巨观的脑梗死，其发生率远远大于临床卒中。在一些社区研究中，微观梗死比巨观梗死多见。在一项研究中，还发现其他种类的血管病理，诸如微梗死、小血管病和白质病变，致使老年人脑血管疾病的发病率增高到>75%。

2.脑梗死与血管性认知功能障碍（VCI）　临床病理学研究显示，脑梗死体积越大和巨观梗死数量越多，痴呆发生的可能性就越大。然而，为确定VCI或者痴呆所需的脑梗死体积和数量很困难，不像AD和其他一些神经变性疾病，当前尚无能证实VCI临床诊断的神经病理学标准被普遍接受。当然，Tomlinson等研究曾描述100ml的组织丧失足以导致痴呆，较小的组织丧失同样也可导致痴呆的发生。很多研究都显示脑梗死的体积和数量与认知功能障碍无一致性。这些不一致性可能和脑梗死的解剖部位有关，诸如丘脑、角回、基底节区等部位的病变比其他部位更易导致认知功能障碍。然而，病变部位因素并没有被完全确定，其他部位各异的皮层和皮层下梗死也被证实与痴呆相关。

脑梗死与VCI的相关性还有更多的争议，一些研究显示，多发性微观梗死和痴呆相关，即或在与巨观梗死分开研究，它和痴呆也极其相关。多发性微观梗死可能代表一个更广泛的病理生理现象，诸如弥漫性缺氧、炎症、氧化应激、血脑屏障的破坏。另外，还有其他因素控制和调整梗死是否与认知功能损害有关联，这包括认知功能储备和并存的病理病变的不同而各异。

3.脑梗死对AD病理与痴呆的关系　老年人脑的病理学检查发现脑梗死经常合并AD病理学改变。另外，大多数痴呆患者及近半数诊断的可能AD（probable AD）患者有混合性的病理学改变，最多见的是AD病理改变和（微）梗死。尽管目前没有证实混合性痴呆的病理学标准，有研究显示具有AD病理改变的脑梗死，AD的病理不会不影响认知功能障碍。有一项研究显示，只有具有AD病理改变和皮层下梗死二者共存的患者才会有痴呆，这提高了两种病理表现交互作用（乘法效应）产生认知功能障碍的可能性。尽管皮层下梗死特殊的重要性和两者之间的交互作用还没有被完全证实，后续的研究已经证明，脑梗死对 AD 病理造成的认知功能下降只有增添效果以及增加痴呆的发生的概率或临床 AD 的发生率。而且，AD 特征性的情景记忆障碍和脑梗死独自相关。

认识脑梗死对 AD 病理与痴呆的关系有多重意义，首先，微观梗死等类型脑梗死常不能为临床所认识；脑梗死公共卫生的重要性及其在造成痴呆作用很可能被低估；其次，脑梗死的危险因素可能被错误地认为是临床 AD 的情景记忆障碍和典型的显型（phenotype）。另外，脑梗死的预防和治疗手段很可能降低临床诊断痴呆的患病率。

4.具有 AD 病理学改变的脑梗死与 MCI 的关系　MCI 的病理学基础的研究很少，AD 被发现是最常见的病理学改变，混合型病理（血管病变、AD 和突触蛋白病理病变最多）也很普遍。一项研究表明，不论遗忘性还是非遗忘性 MCI，病理学检查发现单纯脑梗死和脑梗死合并 AD 皆与单纯为 AD 病理学改变的概率相当。因此认为遗忘性 MCI 的神经病理学基础是单纯的 AD 而非血管性或混合性病理改变的假想可能是低估了血管性病理学改变。

5.其他血管性病理学改变　老年人脑中其他常见的血管性病理学改变，包括白质变性、原发性血管病（如小动脉硬化/脂质透明变性、动脉粥样硬化、淀粉样脑血管病）。参考卒中的新分类：小血管病的病理包括白质变性、微出血和腔隙梗死，而小动脉硬化的病理病因不清。新的影像学技术的使用，使脑微出血成为另一种常见的血管性异常。脑白质变性与微出血很可能直接反应组织损伤，而原发性血管病可能与局灶性（如梗死）或弥漫性（如脑白质变性）组织损伤有关，也可能导致无形态学异常的功能性改变。虽然神经影像学研究提示脑白质变性与微出血在认知功能障碍中起一定作用，但这些附加的病变是否代表 VCI 独立的病理学基础目前尚不明确。一些研究表明，脑白质变性的神经病理学定量评定，若不包括梗死在内的混合总评分时与认知功能障碍无关。因此，需要对临床评定临近死亡的有或无痴呆的老年人进行多种血管病理定量研究，以明确这些血管病理学改变在 VCI 或其他痴呆中的各自的独立作用。

6.神经影像和病理学　神经影像学研究为识别老年人血管病理学改变的不同类型提供了强有力的工具，不仅高分辨率的 T_1 加权序列能精确测定脑解剖，液体衰减反转恢复序列、弥散张量成像和磁化传递序列（fluid-attenuated inversion recovery, diffusion tensor, magnetization Transfer）还可量化组织学的改变，甚至氢光谱学（hydrogen spectroscopy）还可显示神经化学的改变。然而，在几个关键方面，尸检仍需作为影像学研究的补充。首先，神经影像学检查只能发现约 3mm 或更大的梗死灶，但目前绝大多数扫描不能分辨微观梗死及小血管病变（如小动脉硬化）。其次，一些血管性病理改变既可能代表血管性病理过程亦可能代表变性病理过程。例如，通过体液衰减反转序列和弥散张量成像测定的神经影像学研究提示的脑白质变性以及微出血均与 VCI 和临床 AD 有关，而病理学研究却证实脑白质变性及微出血与脂质透明变性有关。此外，白质变性与 AD 病理改变相关，而微出血与淀粉样脑血管病相关。死亡前的神经影像学显示海马体积改变被认为可能与 AD 或血管性病理改变有关，但病理学研究却显示海马萎缩是变性或血管性病理过程的一部分。因此，MRI 上通常被认为是血管病特有的白质变性及微出血，实际上可能代表的是变性性病理改变，尽管最近的病理学研究表明，MRI 测定的脑白质病变与 AD 神经病理学无关，然而，就是通常作为早期 AD 的特异性生物性标志的海马体积丧失，可能也是血管性病理学改变的结果。上述资料表明需要一项前瞻性临床—神经病理—影像学定量研究以充分了解神经影像学改变的病理学基础。这些资料重点突出了 VCI、痴呆和临床 AD 的疾病进程中血管性和 AD 的病理学改变二者之间的相互作用和影响的复杂关系。

7.总结　在临床 AD 和 VCI 疾病进程中，巨观梗死、微观梗死及其他血管性病理学改变和变性病理之间相互作用和影响、关系错综复杂。血管病变与变性病变在老年人很常见，且二者常并存，任何一种病变都可能加重认知功能障碍和痴呆。此外，血管及变性病理改变可能导致临床与影像学显型的重叠。纵向的临床—病理—影像学研究将有助于更好地了解老年人常见的认知功能障碍疾病的病理生理学及显型，从而改善预防和治疗方案。

（张爱梅）

第五节　基础科学方面

神经血管单元和脑血流（neurovascular unit and cerebral blood flow）的重要性：神经元、神经胶质、血管周围和血管细胞统称为神经血管单元（neurovascular unit），它们在结构、功能和发展过程中相互作用，相互协调共同维持大脑微环境的动态平衡。神经血管功能的改变与VCI的发病机制有关。

1.神经血管单元和脑动态平衡　脑依靠持续的血液供应得以维持生存和正常功能，脑血流（Cerebral Blood Flow，CBF）的中断会导致大脑功能障碍和死亡。所以，需要有精细复杂的脑血管控制机制来确保脑血供应，以满足其能量的需要。因此，神经活动引起 CBF 大量增加（功能性充血），可以为脑活动输送能量物质基质和排除毒性副产物。脑血管的自我调节可使 CBF 在一定的血压范围内保持恒定，保护脑不受灌注压的波动的不利影响。内皮细胞上的特殊受体能转换机械性（剪切性应激）和化学刺激以及释放有效信号分子，诸如一氧化氮、内皮素和前列腺素。这些内皮介质能促进多种功能，如局部血流分布、免疫监视（与血管周细胞协作）和止血平衡。大脑内皮细胞之间的紧密联结，附加高度特殊化的膜传输器对血液和脑之间分子交换进行调节，这就是 BBB 的基础。相反，血管腔内侧的传输器能清除脑的代谢副产物，包括 β-淀粉样蛋白（Aβ）。当内皮生长因子配合成神经细胞（neuroblasts）迁移和分化时，内皮细胞对脑的发育、神经可塑性和修复发挥了关键的营养作用。

2. 神经血管单元：血管性痴呆与神经变性痴呆的靶点　神经血管单元在 VCI 和 AD 发病时受到严重破坏。此章节主要讨论脑血管疾病和神经变性病有关的微血管变化。有关脑的大动脉发生的结构与功能变化在其他章节讨论。VCI 和 AD 伴有显著的大脑微血管构造改变。微血管的基底膜增厚，变得弯曲不直且数量减少。小动脉呈"洋葱皮"征为其典型的表现，并经历着透明变性（玻璃样变性）（lipohyalinosis），被认为是造成微出血的原因。脑室周围的白质是微血管病变的易发部位，此处出现反应星状细胞增生和微胶质激活，并伴有可诱导缺氧基因的表达，这提示局部缺氧。

在 AD 和 CAA 病发时，皮层小动脉中层积累的 Aβ 使血管壁变弱，因而增加脑叶出血的概率。在动物模型中，导致 VCI 和 AD 的主要危险因素（高血压、高龄和糖尿病）

损害大脑微循环的内皮—依赖性反应和减弱了功能性充血。Aβ 是强有力的血管收缩物质，并抑制内皮—依赖反应、功能性充血和脑血管的自我调节。AD 患者的大脑平滑肌细胞的收缩纤维的张力增加，可能是造成 AD 患者 CBF 减少的原因。

3.神经血管功能障碍机制　氧化应激与炎症的作用：脑白质 BBB 改变是 VCI 的早期发现。在自家免疫脑白质损害动物模型中，血浆蛋白的血管外溢触发血管炎症和轴突脱髓鞘，转而导致神经跳跃式传导中断，因而减慢神经冲动的传递。另外，节能神经跳跃式传导的中断增加代谢需求，增加局部能量的不足和缺氧。同样的病理生理过程可造成 VCI 和 AD 所见的 WMLs，而 WMLs 对临床出现痴呆表现起主导作用。

另外，AD 患者脑血管的关键性 Aβ 脑清除受体即低密度脂蛋白受体相关蛋白 1 被下调，结果导致血管周围的淀粉样物质的聚集和恶化血管功能紊乱。有些 VCI 和 AD 患者的血浆 Aβ 增高，这将会导致脑血管机能不全和在致病 VCI 和 AD 的 WMLs 起重要作用。血管氧化应激和炎症会阻碍少突胶质细胞的祖细胞（progenitor cells）的增殖、迁移和分化以及影响脑白质的修复。而且，诸如脑源性神经营养因子等神经营养因子的丧失可能是导致 VCI 和 AD 大脑萎缩的原因。

4.VCI 的动物模型　尽管认知功能障碍和 WMLs 的动物模型相当缺少，但是模拟 CAA、CADASIL、脑灌注不足和高血压血管病特征的模型已有进展，主要为啮齿动物。然而已证实应用动物模型降低 CBF 很难复制诱发出在时间和空间上和人类疾病一致的脑白质病损和行为功能障碍，而且，BBB 与微血管炎症对白质的结构与功能的影响所知甚少。尽管啮齿动物模型非常适合基因操作和大规模研究，但因为啮齿动物脑白质量少，并且行为功能简单和有限，所以仍是难以解决的问题。应用高等动物模型将是最理想的，因为其行为更复杂，并有广泛的脑白质病理可用于研究。应用高等动物模型研究 CBF、微血管炎症和 BBB 变化对脑白质和行为的效应和影响应是当前该领域的前沿课题。

5.总结

（1）日益增多的证据表明，神经血管的功能的改变不只对 VCI 的病理生物学，也对 AD 的病理生物学起同样关键的作用。

（2）神经血管单元是促进 VCI 和 AD 的血管危险因素和 Aβ 有害效应的主要靶点。

（3）神经血管功能障碍增加大脑对病损的致病易感性，主要通过如下三种途径：①大脑供血调节的改变；②干扰 BBB 功能；③降低病损脑的营养性支持和修复潜力。

（4）血管氧化应激和炎症是这些诸多有害效应的基础，也是有希望的治疗靶点。

（5）增加再生和恢复现象的治疗也可能有益，但是目前对这方面的了解仍然有限，需要更进一步的研究。应用活体动物模型来探索研究 CBF、微血管炎症和 BBB 功能紊乱与脑白质受损和行为缺陷相互牵连的因素，可为发病机制与治疗提供新思路，因此，应该积极尽快地研制这类模型。目前在缺乏发病机制为基础治疗血管性和神经变性痴呆的情况下，旨在通过控制血管危险因素来维持脑血管健康的治疗手段是极有价值的。

（梁　成）

第六节　脑淀粉样变性和遗传性小血管病

1.脑淀粉样血管病与β-淀粉样蛋白（Aβ）的血管效应　Aβ沉积在大脑皮质和软脑膜的穿通小动脉及软脑膜的血管壁上，是散发性脑淀粉样血管病（Cerebral Amyloid Angiopathy，CAA）的标志，也是老年人常见的病理变化。尸检发现，一般老年人10%～30%存有CAA，而伴有AD的老年人80%～100%有CAA。晚期CAA在血管壁上触发一系列破坏性变化，包括平滑肌细胞的缺失、微动脉瘤的形成和发展、血管壁的同心性裂开和纤维样坏死以及血管周围的红细胞渗出等。

虽然CAA是自发性脑出血（特别是脑叶出血）的重要原因已被普遍认识，同时，越来越多的研究证明，CAA也是引起年龄-相关认知功能障碍的重要因素。人群基础的临床病理研究证实，晚期CAA与严重的认知功能障碍有关，即或对AD病理严重程度的影响加以控制后，单独CAA仍和认知功能障碍有关，这种相关性的确切病理发生机制尚未确定，但可能的解释包括：晚期CAA在影像学上的病变表现，如在CT或MRI以及更敏感的修改各向异性分数（altered fractional anisotropy）或弥散张量的平均扩散率MRI（mean diffusivity on diffusion tensor MRI）发现的微出血、微观脑梗死和脑白质病变。CAA也可导致血管及血管周围的炎症反应，临床表现为皮质下白质的血管源性水肿以及急性进展性认知功能障碍。

临床上，在缺少直接的神经病理依据的情况下，诊断CAA最常用的手段是依据发现局限于皮质和皮质—皮质下脑部出血来确定。如波士顿"可能性CAA"（"probable CAA"）的诊断标准为：排除脑外伤、脑肿瘤、抗凝治疗等原因引起的严格局限于脑叶的多发性出血，并为神经病理或遗传学诊断的CAA所佐证。T_2*加权梯度回波MRI序列显著提高了脑微出血诊断的敏感性，成为诊断可能性CAA的关键。目前发现的其他一些有潜能的诊断措施有：检测脑脊液中Aβ的降低以及PET检测淀粉样物配体，即匹斯堡复合物（Pittsburgh Compound B，PIB）的滞留增高。由于PIB同样与血管和脑实质的淀粉样物相结合，所以和AD相比，PIB对诊断CAA无特异性，但CAA的PIB滞留以枕叶相对突出，故从标记物的解剖分布可以部分区别CAA和AD的病理。

对非炎症性CAA造成的认知功能障碍，到目前还未发现能预防或减慢其进程的有效治疗手段。新近一项研究发现，CAA患者的高血压和较大体积的白质病变（White Matter Lesions，WMLs）相关联，这提示控制高血压对WMLs可能有益，但尚需进一步研究证实。对CAA相关的炎症的亚型患者，有报告，一疗程的大剂量类固醇激素或者环磷酰胺可以改善临床症状和影像学病变。

CAA的Aβ沉积除造成上述诸多病损外，可溶性的Aβ本身也可引起血管反应性的改变和脑损伤。如前所述，源自动物模型的证据显示可能即使在没有Aβ沉积的情况下，外源应用或者过度表达的Aβ产物（可溶性）皆可减轻药物或者生理性刺激导致的血管扩张。因为直接或者间接代谢通路可以调控可溶Aβ的浓度。通过这些实验显露出一个值得重视的可能性端倪，就是Aβ诱发的血管功能紊乱或许是可以治疗的，但其可能性尚未在人体研究中得到证实。

2.**遗传性小血管病综合征**　最常见的 VCI 遗传性原因是 CADASIL（cerebral autosomal dominant arteriopathy with subcortical infarcts and leukoencephalopathy，常染色体显性小动脉病合并皮质下梗死和白质脑病）。CADASIL 临床上可以表现为有先兆偏头痛、情绪障碍、复发性卒中或认知功能障碍；影像学上表现为广泛的 WMLs（特征以前颞叶突出）、腔隙性脑梗死、脑微出血、脑萎缩等。几乎所有的 CADASIL 是由 Notch3 基因错义突变所致，该基因或产生或删除半胱氨酸残基。散发 CADASIL 病例中也有该基因的新生突变发生，鉴定该基因的突变已成为诊断 CADASIL 的主要方法。大多数 CADASIL 患者皮肤和肌肉的血管也表现特异性的超微结构变化，特别是嗜锇颗粒在小动脉壁中层的沉积。虽然无有效治疗能改善 CADASIL 的进程，但是值得注意的是心血管的危险因素，诸如高血压，高糖化血红蛋白和吸烟可能与严重的临床及影像学显性有关联。

其他脑遗传性小血管病综合征罕见，一般没有由新生突变引起的散发病例的报道，这些综合征包括以下几方面。

（1）**家族性 CAA**（familial CAA）：是由 APP Aβ 前体蛋白基因突变或复制造成。

（2）**常染色体显性视网膜血管病伴脑白质营养不良**（autosomal dominant retinal vasculopathy with cerebral leukodystrophy）：是由核酸外切酶 TREX1 移码缺失所致。

（3）**CARASIL**（cerebral autosomal recessive arteriopathy with subcortical infarcts and leukoencephalopathy）：常染色体隐性小动脉病合并皮质下梗死和白质脑病，由转化生长因子β$_1$阻抑制物HTRA1的无义或错义突变所致（CARASIL和 CADASIL的临床和影像学表现相似，但 CARASIL临床特征为青春早期发病、秃头和脊柱关节病等，日本报道研究最早最多，我国也有病例报道）。

（4）**COL4A1** 的 Ⅳ 型胶原亚单元基因的突变也有报道与先天性脑穿通畸形、脑白质病、脑实质内出血有关。值得注意的是，在（意大利）人群研究发现 COL4A1 基因中一个单核苷酸的多态性与脉博波速度（Pulse Wave Velocity，PWV）测定的动脉硬化指数有关。

3.**总结**　CAA 是年龄相关的小血管功能障碍和 VCI 的常见及重要的病因。诊断 CAA（和 CADASIL——遗传性小血管病的最常见的形式）的方法已得到改进，但尚未发现其有效的疾病修饰治疗（disease-modifying therapies）方法。高血压、糖尿病和吸烟等共存血管危险因素可能会恶化 CAA 和 CADASIL 病情，因此，控制共存的血管危险因素会是可能的治疗目标。

4.**推荐**

（1）对进行性认知功能障碍的患者，利用 MRI T$_2$*加权回波来测定可能性 CAA 所特有的多发性脑叶出血的病变是合理的（Ⅱa 级推荐，B 级证据）。

（2）对于那些具有进行性认知功能障碍、特征性的影像学发现和提示常染色体显性遗传的家族史的患者，进行 Norch 3 半胱氨酸突变的基因检测是合理的（Ⅱa 级推荐，A 级证据）。

（3）对于那些具有 CADASIL 样的临床和影像学表现的散发性病例、特别是无明显心血管危险因素的患者，进行 norch3 的基因检测也是可以考虑的（Ⅱb 级推荐，B 级证据）。

（4）如果无条件做基因检测或者是 norch3 突变检测意义不肯定，那么对皮肤或肌肉活检标本进行微细结构检查检测嗜锇颗粒沉积，可考虑作为替代或补充的诊断措施（Ⅱb级推荐，B级证据）。

（5）对于疑似 CAA 或者 CADASIL 患者，严格控制心血管危险因素是有意义的（Ⅱa级推荐，C级证据）。

（6）对于具有 CAA 相关炎症证据的亚急性认知功能障碍患者应该给予免疫抑制剂治疗，如皮质类固醇激素或者环磷酰胺（Ⅰ级推荐，B级证据）。

其他遗传代谢性小血管病综合征也可参考此推荐原则诊断和处理，如Fabry病。

（杜业亮）

第七节　血管结构和功能的病理生理学
——超声学在 VCI 中的应用

年龄与大动脉结构和功能改变之间关系极其密切，使之成为血管老化最好的例证。几个超声学动脉参数，基于其测量的可行性和可重复性以及对心血管事件的预估价值，已被选用于临床研究。这些参数包括颈动脉壁增厚和主动脉硬化，二者可能也各自是反映大动脉粥样硬化（atherosclerosis）和小动脉硬化（arteriosclerosis）的指标。最近，大量研究均报道血管老化指标与认知功能障碍或无症状小血管病变密切相关，这些相关性独立于年龄和经典的心血管危险因素，这提示大动脉病损和小血管疾病之间存在共同的（非动脉粥样硬化性）病理生理发病机制。

1.颈动脉内—中膜厚度与 VCI　尽管很多疾病状态可以导致血管壁的增厚，正常老年人见到的环状血管扩张（即血管直径的节拍击打性变化，系血压节律搏动的反应所致）被认为是弹性蛋白破碎和耗竭以及胶原蛋白沉积增加的原因，结果导致 20～90 岁人群的颈动脉内中膜厚度（intima-media thickness，IMT）增加约 3 倍。纵向 B 超可检测出颈内动脉颅外段的管腔—内膜（lumen-intima）和内膜—外界面（media-adventitia）相当明显的小裂隙，可小至 0.1mm。

有些研究横向和纵向分析了颈动脉 IMT 与认知功能的关系。这些研究的研究人群（小样本，性别构成，健康人群或 AD 型痴呆患者），对颈动脉 IMT 的定义（左右颈总动脉的平均值、分叉处的 IMT，颈动脉多部位的总数）以及所采用的评估认知功能的神经精神检测方法（单次或多次测定 MMSE，神经心理成套测试具有不同认知功能领域的特殊试验）都不相同。

尽管有这些不同，但所有研究都发现 IMT 与认知功能有明显的负相关性。即动脉壁越厚认知功能力越低。在校正了年龄和教育背景，更有一些研究还校正了存在的抑郁症状和/或心血管危险因素水平之后，这种相关性仍有意义。

颈动脉 IMT 和 VCI 确切的因果关系目前尚不明确。颈动脉 IMT 不仅可以反映高血压人群中由于血压增高导致的血管中层增厚，也可以反映对动脉粥样硬化危险因素导致的血管内膜增厚，更常见的是反映两者的共同作用。几乎所有能增加血管内中膜厚度的血管疾病均可以通过不同的机制直接或间接地影响认知功能。颈动脉粥样硬化和 IMT

与代谢、炎症和饮食等心血管危险因素相关，同时这些血管危险因素也与认知功能下降有密切关联。此外，一些研究也报道颅颈处的动脉粥样硬化与认知功能障碍相关。例如，在大于 90 岁的人群中，AD 病理评分低的人其颅内动脉粥样硬化是痴呆的一个重要预期指标。尸检研究发现，脑大血管病变或动脉粥样硬化的存在与 Aβ 神经突斑增加密切相关。

与 VCI 相关的动脉粥样硬化性脑血管病的病理机制可能包括大血管的血栓形成闭塞导致其后出现的慢性脑组织低灌注；颈动脉血栓形成的斑块破裂所致的远端血管的脑栓塞；脑实质的氧化应激；血压调节异常影响血脑屏障的完整性以及一个大动脉和小动脉动脉粥样硬化的共同的遗传易感性，在以上所有的可能性中，共同的心血管的因素是独立地影响 IMT 与 VCI，而血管疾病的后果也可能直接影响认知功能。

2.动脉硬度（arterial stiffness）和 VCI　众所周知，年龄相关的动脉硬化进程（动脉硬化不是动脉粥样硬化）与弹力层减少胶原层增多有关，不只与其数量的减少或增多有关，而且也与血管壁出现的性质改变相关。用来检测主动脉硬化的最简单、无创、实用、可重复的方法是应用足—对—足速度方法（the foot-to-foot velocity method）从各种波型（压力，Doppler，膨胀）测定颈—股动脉脉搏波传导速度。主动脉压的压力波形分析可以用来计算中心收缩压与脉压，而中心收缩压与脉压又受主动脉硬化及小动脉的血管收缩张力和几何学的影响，中心收缩压和脉压可通过桡动脉波形的转移函数或颈总动脉波形估算。主动脉脉搏波传导速度、中心收缩压以及脉压可以预测心血管事件的发生，独立于其他典型的心血管危险因素。

作为评估动脉硬化的金标准，颈—股动脉脉搏波传导速度在有或无痴呆的认知功能障碍人群中皆较高。有横面研究报道脉搏波传导速度与认知障碍程度呈负相关。使用认知筛查试验和更特定的语言学习，延迟记忆以及非语言记忆等研究中发现在痴呆之前颈—股动脉脉搏波传导速度与预期的认知功能下降密切相关。在校正了年龄、性别、教育和血压等方面后，这些相关性仍然是明显的。其他研究发现动脉硬化与脑白质病变（WMLs）的体积和部位呈正相关，在神经影像学中 WMLs 是已知的痴呆的致病因素。

主动脉硬化可通过多种途径导致微血管脑损害，包括内皮功能障碍、氧化应激、大血管及小血管的相互增强重塑（即大/小动脉的相互对话）以及将小血管暴露于脑循环的高压波动下，因低的血管阻力使脑灌注无论是在收缩期还是舒张期都始终处于高容量血流灌注状态下。另外，主动脉硬化与左心室质量（left ventricular mass）的增加有关。值得注意的是，左心室重塑及肥厚与发生率较高和较严重的亚临床脑损害相关。最近研究表明，老年人左心室质量越高，其患痴呆的可能性就越高，可高达 2 倍，且为独立相关性和血压水平无关。

3.小动脉的重塑与 VCI　目前可以使用线或压力肌动描记法（wire or pressure myography）来直接研究取材自人类皮下以及网膜的脂肪组织中的小阻力动脉。目前还没有研究小动脉重塑（结构改变）与认知功能减退或 WMLs 之间关联的报告。目前无创方法检测小动脉重塑的方法主要集中在视网膜血管，常采用的方法有眼底镜和激光扫描流量计等。视网膜动脉的狭窄与动脉硬度增加和脑小血管病相关。

现在已逐步认识到脑小血管病变是一个全身性系统疾病过程，老年小血管病（散发性小血管病）是因小动脉灌注障碍所致，因血管危险因素而恶化，可称作"系统小动脉功能障碍"（systemic arteriolar dysfunction），其除累及脑小血管外，还累及颅外其他器官如视网膜和肾。脑小血管病变随年龄的增长而增加，因血管危险因素而加快进程，主要的是高血压和糖尿病其可能的发病机制是毛细血管基底膜逐渐增厚和血管周围胶原的沉积，从而导致终末小动脉的闭塞，这些是"系统小动脉的功能障碍"的表现，此外，脑损伤的发病机制还可能由于小血管内皮的渗漏。

4.总结 联结微血管脑损害与颈动脉内膜厚度，主动脉硬化以及小动脉重塑的发病机制通路是相互补充的。主动脉硬化预期心血管事件是独立于颈动脉 IMT 的。很多研究已经描述了在高血压患者中大/小动脉的相互对话的相互相成的关系，这些资料显示大动脉及小动脉的无创检查对预测 VCI 及痴呆的各自独立和相互相成的的价值。此外，在一般人群中，这些无创检查研究可以帮助确定每个动脉的参数在致病所有类型痴呆（从 VCI 到 AD）中所占的相对重要性。最后，血管早期老化是否是导致 VCI 和痴呆的一个重要致病因素，以及是否通过靶向治疗可以预防或者延迟痴呆皆有待证实。

（潘旭东）

第八节 神经影像学在 VCI 中的应用

VCI定义为一综合征，具有临床或神经放射学表现为卒中或亚临床血管性脑损伤的证据，它至少与一种认知领域障碍相关联。尽管卒中在老年人中很普遍，然而无症状的脑梗死却更为常见，脑血管疾病并发的脑损伤（Cerebrovascular Disease-associated Brain Injury，CVBI）可由脑MRI检出的全部征像谱包括脑白质病变（WMLs）、脑萎缩及其他表现。本章节就CVBI 对认知和认知减退的影响的影像学研究证据进行讨论。

1.临床表现和神经影像学研究的重要性 如前所述，由于患者接受评估时所处背景不同，VCI 可以有不同的临床表现。例如，在基于社区基础的研究中，CVBI 和认知功能障碍者常无卒中样的病史。此外，尽管在生前被诊为痴呆的患者中 MRI 显示微出血或尸检发现微梗死的发病率都很高，但二者与 VCI 的相对致病关系尚不明确。因此，尽管 MRI 对发现 CVBI 最为敏感，但梗死的部位、体积与认知功能受损之间的关系十分复杂，这是正在进行研究的课题。

MRI检出CVBI准确性对于VCI的诊断至关重要，有两个需特别注意的问题。第一点是MRI检出CVBI的敏感性与特异性。不是所有经MRI检出的CVBI病损都是由血管性损伤引起，也不是所有血管性损伤（如微梗死）都可以被MRI检出的。第二点是因为老年人多并存有AD病理改变，将MRI所见病损与特定的认知功能领域联系起来的能力其敏感性与特异性还有待确定（最近将影像学发现和生化学检查发现统称为生物学标志-biomarker，单独或合并生物学标志检查结果目前尚不能做为临床诊断标准，只可用于研究目的）。一些研究通过分析MRI表现与尸检中CVBI的神经病理学之间的关系，特别是与WMLs的病理学关系来评价MRI检查的特异性。在一项检验CVBI活体MRI表现与其病理学改变之间联系的研究中，报道了WMLs与缺血性脑白质损伤的病理特点高度相关，而与AD的病理学无关。然而，灰质的体积与血管性认知疾病及AD过程都具有相关性，而海马体积的改变与海马硬化和AD均有关联。现已明确有关CVBI影像学的任何肯定的结论都是在缺乏精确检测同时存在的AD病理学下得出的。近来的淀粉样蛋白成像技术证实了CVBI合并有AD病理改变，今后，该技术可能有助于评估AD与血管性脑损伤对正常衰老过程中出现的认知改变的独立和联合的影响。幸而，这两种手段的研究目前都在进行中。

尽管目前CVBI对认知障碍的独立效应可能还有些不十分确定，但从高度可能CVBI或低度可能共存有AD患者组的临床和影像学研究中，还是可以得出大致的结论，认为CVBI对认知障碍的发生和发展有关。以下章节将就关于CVBI可能对VCI的临床表现和进程产生影响的关键发现做一综述。

2.CVBI的患病率及并发的认知功能障碍的影像学发现　社区基础抽样测定的MRI无症状脑梗死的患病率介于5.8%～17.1%之间，平均为11%，因年龄、种族、共存疾病及影像技术的不同，故报告的患病率有所差异。例如在Framingham的研究中，无症状脑梗死的患病率在50～70岁之间约为10%，在70～80岁之间迅速升高至17%，在80岁以上升高至接近30%。多数病例为单发病灶，梗死最常见于基底节区（52%），其他部位依次为皮层下区（35%）及皮质区（11%）。无症状脑梗死的危险因素与临床显型卒中大致相同。

WMLs更为常见，在绝大多数30岁以上人群中普遍存在，且随着年龄增长其病变范围逐步扩大。WMLs的危险因素也与卒中相同，但年龄增长对其仍有很大的影响。重要的研究是能够计算出年龄特定限定的广泛WMLs（应用5年年龄组特定z计分法计算白质高信号体积称作zWMHV，zWMHV＞1被称作有广泛白质高信号体积（extensive WMHV），其被证实有助于明确社区人群的列队群组研究VCI的危险因素。该研究结论：在一大样本社区基础中年人研究，脑MRI定义的脑梗死（BI定义为位处血管分布区的异常信号强度，至少3 mm大小，在减影图像上和脑脊液密度相同）预期卒中和痴呆危险性增加，独立于血管危险因素；而白质高信号预示卒中、遗忘性MCI、痴呆和死亡，独立于血管危险因素和中间期的血管事件。

已有众多研究验证了CVBI的MRI表现与认知能力之间的横向关系。近期一篇大宗流行病学研究的综述总结了无症状脑梗死和WMLs对认知和行为方面的影响。值得注意的是，虽然多数研究提出针对CVBI的测验通常只显示与非记忆相关性认知功能障碍有关，但也有一些研究得出的结果却是与记忆缺陷有关。这些结论与近期一些病理学发现相一致，报道称尸检发现的梗死与情景记忆行为是相关的。伴发的认知功能障碍也与CVBI有关。例如，SBI的存在使痴呆和卒中发生的风险加倍增高。同样，WMLs与改良MMSE和数字符号替换试验评分降低相关，同时也与伴发MCI、痴呆和死亡相关。近来还有证据显示，尽管基线WML体积与WML体积增长之间具有高度的相关性，但与基线WML体积相比，WMLs的进展能够更好地预估持续性认知功能障碍的发生。

3.卒中后痴呆　在首次患卒中的病人中，由于卒中后的时间间隔、对痴呆的定义、梗死灶的部位和体积以及其他纳入标准和排除标准不同，不同报告的卒中后痴呆（poststroke dementia，PSD）患病率也不尽相同。一项基于社区的脑卒中研究中，在刚发生卒中后痴呆的发病率为30%，而卒中发生后1～25年，新发痴呆的发病率从7%上升至48%。一般讲，患一次卒中痴呆的风险就增加一倍。痴呆的风险随年龄增长、受教育年限少、糖尿病和心房颤动及复发卒中而增加。PSD患者具有程度不等的功能障碍和更高的死亡率。在经过校正人口统计学因子、伴发心脏疾病、卒中严重程度及复发卒中后，PSD患者的远期死亡率是正常人的2～6倍。

Leys等报告：痴呆是卒中后生活依赖的主要原因之一。卒中后痴呆定义为卒中后发生的痴呆，其患病率将来可能还会增长。在社区基础的研究发现卒中存活者中，PSD的患病率约为30%，而卒中后新发生的痴呆的发病率从1年后的7%到25年后的 48%。有一次卒中痴呆的危险就增加一倍。PSD危险性增加的患者相关的参数有：高龄、低教育水平、卒中前的生活依赖程度、卒中前的认知功能下降但无痴呆、糖尿病、心房纤颤、心肌梗死、癫痫发作、脓毒血症、心律不齐、充血性心力衰竭、无症状脑梗死、全部或内侧颞叶萎缩和白质改变。

PSD危险性增加的卒中相关的参数有卒中的严重性、病因、解剖定位和复发。PSD可能是血管病变、AD病理、白质病变、微出血或这些病变的联合造成的结果。PSD的病因由于不同研究所采用的患者年龄、种族、诊断标准、和卒中后的时间间隔而有所不同。在发展中国家，PSD患者中推测的AD患者介于19%～61%之间。PSD患者有高度的死亡率和可能有功能障碍。这些病人应按最近的卒中预防指南处理。

神经影像学研究发现，PSD风险增高与无症状脑梗死、脑白质改变及全脑或颞叶内侧的脑萎缩相关。至少2项研究报道左侧大脑半球，大脑前、后动脉供血领域的多发性梗死及关键要害部位的梗死与PSD的发生相关。基于小样本病例研究，传统上被视作"关键要害"（strategic）的解剖学定位包括：左侧角回、颞叶内下部、额叶内侧部、前部和背内侧丘脑、左侧内囊膝部及尾状核。然而，"关键要害梗死"的观念尚需大宗前瞻性MRI研究重新审视，研究限定的CVBI范围和部位和认知网络的关系。

想要确定何种程度的认知功能障碍可归因于卒中或是AD十分困难。PSD患者伴发推测的AD比例，不同报告的差异很大，从19%～61%不等。有15%～30%的PSD患者在卒中前即有痴呆病史，约1/3患者有明显的颞叶内侧萎缩。Lille的研究中，伴有颞叶内侧萎缩的患者其卒中后3年伴发痴呆的概率与不伴有颞叶内侧萎缩者相比显著增高（81%对58%）。比较合理的解释是，在先前伴有卒中的认知功能障碍患者或伴颞叶内侧萎缩的患者中AD的发生率更高，但由于缺少神经病理学的证实，这种说法仍然只是一种推测。

4.方便抽样（convenience samples）中的CVBI与认知功能　CVBI的横向研究在方便抽样中常可见到痴呆患者中SBI和WMLs的发生率均增高的现象，这与最近一些社区基础的病理学研究报道相一致。不幸的是，由于这些研究的重点集中在AD，且排除共存有VCI的患者，使得方便样本中CVBI对认知功能的影响被弄的混淆不清。目前至少一项研究报道皮层下血管性脑损伤，其临床表现为记忆力障碍的患者，随着时间推移，其伴发的腔隙性梗死与执行能力的轻微降低具有相关性。相反，大脑灰质及海马体积的测量均显示其与记忆能力的下降有关。有意义的是，CVBI与脑萎缩的协同作用甚至在按照NINDS-AIREN标准临床确诊为VaD的患者中也持续存在。

5.基于脑血管的抑郁与CVBI　老年期的抑郁可能与血管性疾病有关。脑白质损伤和其他皮层下病变诸如腔隙性梗死的发生率可能较高。有理由相信，在此种情况下发生的脑组织改变与动脉粥样硬化的危险因素相关，如高血压、糖尿病和高脂血症。神经心理学研究也有证据显示老年抑郁患者有执行功能障碍及其他认知功能障碍的表现。脑血管性疾病患者发生血管性抑郁症的机制包括多种机制：如自主功能障碍、血小板活化、下丘脑—垂体轴激活、内皮系统功能障碍、炎症机制、遗传因子及高同型半胱氨酸血症等。脑血管病并发的抑郁对某些选择性5-羟色胺再吸收抑制剂（SSRI）治疗可能有效。关于抑郁症将在共存神经精神性疾病章节进一步讨论。

6.总结　CVBI的临床表现和病程具有高度的变异性，若合并有卒中时可表现为典型的阶梯状认知功能下降，但这在VCI中是相对少见的。结构MRI成像能为CVBI提供敏感性和特异性相当高的的生物学标准，但频发的AD和基于脑血管病的抑郁的存在使CVBI与认知功能障碍之间的关系变得很混乱。最近一项基于人群样本（其中AD发生的可能性相对较低）的前瞻性研究的数据清晰显示：进展性SBI和WMLs与认知功能障碍特别是执行功能的恶化相关。因此，SBI和WMLs至少为早期发现和预防VCI提供了易行实用的生物学指标，当二者同时存在时更提示CVBI为认知障碍的重要致病原因的可能性。然而，MRI或CT对诊断VCI的实用性尚不十分确定。现在正在进行的研究可能改善MRI发现微梗死的能力，除检测颞叶内侧萎缩外，附加应用淀粉样蛋白成像术可更精确的揭示CVBI致病VCI生物学机制的影像学证据。

7.推荐　应用包括CT和MRI在内的脑影像学检查方法对确诊VCI是合理的（IIb级推荐；B级证据）。

（张雪宁）

第九节　心血管危险因素对认知功能减退的影响

本章节包括一系列认知功能障碍的研究，也包括国际公认的诊断 VaD 的标准。所引用的研究大体都符合 NINDS 加拿大卒中委员会 VCI 统一标准（the NINDS-Canadian Stroke Council VCI harmonization standards）的试验，所选研究并需报告最少一个 VCI 典型的非记忆性认知功能障碍试验，或者包括 VCI 或 VaD 的诊断。因为该科学声明重点是 VCI，所以不包括那些只报道全面认知功能障碍试验、记忆障碍试验、完全性痴呆或 AD 的研究报道，但必须认识到这种筛选有些主观和人为缺陷，因为许多文献和综述都提示血管危险因素与 AD、混合性痴呆和遗忘性 MCI 相互关联。另外，导致血管性和神经变性过程的病理生理学途径也相似。还有，神经病理学研究表明大部分老年人都有混合性病理，主要是 AD 病变和血管性病变的混合最多见。

对大多数危险因素来说，本章节只采用一级证据（class I evidence）的研究，"一级证据"定义为：在社区-基础试验研究和报道中，危险因素需是主要的发现，研究最好是前瞻性的或者是干预治疗试验的一部分，样本量需大于 500 人。对于一些特殊的因素，比如冠脉搭桥和心输出量，在仔细分析临床资料后，该复习采用二级证据基础的研究。

研究认知功能障碍危险因素时，有下面几个特有的问题在解释文献时必需予以说明：①调查问卷资料是依靠受试者的回忆，而受试者按研究的定义可能是认知功能障碍者；②必须考虑到因果关系的颠倒，因为危险因素水平可能是"结果"的反应，而不是"原因"，这在评价老年人的认知功能的研究时应予注意，特别是在刚刚评价过或同时评价一个危险因素时；③脑中生物学标志的活性一般不能够被直接检测；④用于测定 VCI 认知功能的试验对于血管性疾病颇不具特异性以及 VaD 的不同诊断标准诊断病人的病种不同；⑤老年人脑组织可有多种疾病共存，而这些共存疾病可导致同样的临床显型（phenotype）。

一、不可干预的危险因素

1.人口统计学因素　不同研究得出的 VaD 患病率变异很大。一个最新的研究报道发展中国家 VaD 的患病率介于 0.6%~2.1% 之间。一个欧洲人口为主的研究中发现在 65 岁以上老年人中，VaD 的患病率为 1.6%，但在 5 年为一年龄段的年龄特定的患病率（age-specific prevalence）却有很大变异。一般讲，65 岁以后，随着年龄的增长，VaD 的患病率和发病率呈指数增长，但 90 岁以后的增长趋势尚未确定。尽管卒中后痴呆在小于 80 岁的人群中很常见，但卒中后 VaD 的年龄相关性增长还是取决于卒中的种类和特征。虽有研究报道 VaD 的发病率男性高于女性，然而有关发病率汇总分析（pooled analysis）却未发现不同性别在发病率上有何差异。MCI 可能无性别差异，但尚需要更多的研究予以确定。黑人 VaD 的发病率高于白人和有卒中病史的西班牙人，这可能反映出在脑血管危险因素方面有人种的不同。最近有研究表明，在亚洲人群中（日本资料）AD 是痴呆的首要原因，这与西方国家相似。目前没有协调一致的标准，也没有很好了解人群水平的血管负担和死亡率的模式是如何影响疾病频率测定的，所以不可能排除病例定义方法学的不同是造成血管相关认知功能障碍疾病的患病率和发病率的结果出现差异的原因。

2.遗传因素　载脂蛋白 E 等位基因 ε4 是增加心血管危险因素水平相关的基因，也是 AD 遗传危险因素的强指标。尽管如此，有研究报道 VaD 没有基因多态性。有望在全基因组关联研究中发现更多的候选基因，尽管这些研究的直接临床意义尚不明确。限制 VCI 遗传因素研究的重要原因是缺乏对其临床显型有明确限定，因为叠加 AD 不能排除。

3.人口统计学和遗传学因素摘要　与老年人的多数神经认知功能障碍疾病一样，VCI 可能是随着年龄增长最常见的病种。载脂蛋白 Eε4 和 VCI 无明确关系，但是在应用 VCI 内在显型（研究个别临床表现和生物学标志的基因）作为补充性研究，有望会发现更多的遗传候选基因。这些遗传特性包括特殊的认知功能领域，如处理事物的速度，又如 MRI 观察到的大血管梗死和神经病理标本上观察到的小血管病变等血管性病变。

二、生活方式因素

1.教育　有研究表明，教育水平低与 VaD 的风险增高有关。但是，认知试验均包含教育作为评定项目之一。教育可以反映受学校教育的年限或质量、社会经济状况、慢性疾病或不健康的生活方式、文化适应或移入（acculturation）、种族社会化或认知功能的贮备。因此，教育水平与 VCI 的关系存在许多可能的解释和混乱。

2.饮食　饮食与认知功能相关联的研究历史悠久，不仅在心血管疾病危险因素方面，在脑发育及生理功能方面也有研究。抗氧化剂例如维生素 E、维生素 C、β 胡萝卜素，不管是经日常饮食（水果和蔬菜）摄取，还是服用补品均能降低认知功能障碍的风险。但是，一些前瞻性研究和干预性研究显示，抗氧化剂不能保护认知功能或减缓认知功能的衰退。

鱼油n-3多不饱和脂肪酸因其抗氧化和抗炎症效应，又因它是脑细胞膜磷脂的主要成分，在神经元功能方面发挥着关键性作用而备受关注。在认知功能的研究中，n-3多不饱和脂肪酸的水平是通过测定饮食摄入量或直接测定血液中的含量来确定的。一个连续3年关于老年人认知减退的观察性研究报导，摄入鱼含量高的饮食与认知功能障碍呈负相关。有些研究，但并不是所有的研究，对中老年受试者随访5～6年的研究提出 n-3多不饱和脂肪酸的水平越增高，认知功能越好，认知功能衰退越少。

维生素D是新近认识的心血管疾病和卒中的危险因素。最近，有研究发现循环血液中维生素D水平越下降，其认知功能越差，但是另有研究发现二者无关。所以这需要进一步的研究以了解维生素D水平的高低与认知功能及认知功能障碍的关系。

叶酸及维生素B$_{12}$、维生素B$_6$是同型半胱氨酸产生和代谢通路中的重要成分。同型半胱氨酸是血管损伤的一个危险因素。横断面和纵向研究（cross-sectional and longitudinal studies）一致认为血浆同型半胱氨酸水平升高与全部或个别认知功能领域的减退有关。在一个随机试验中，给患有心血管疾病或有心血管危险因素的女性服用了6年B族维生素以降低血浆同型半胱氨酸水平，却未发现对认知功能有任何疗效。

有证据表明，地中海饮食能减低认知功能衰退，尽管饮食研究在修正对心血管疾病的认识方面发挥了重要作用，但研究饮食在影响老年人认知功能中所发挥的作用却倍加困难。饮食认知功能的关系难以解释，原因如上所述。为深入这一领域的研究，需要更多的信息，例如饮食以及能反映脑能量资源与代谢的营养状态的周围生物标志、更多偏远饮食的正确测定、饮食模式和对年轻人的研究等。

3.体力活动和体力功能　体力活动可增加脑内的神经营养素（neurotrophins），如脑源性的神经营养因子，它能改善脑血管功能和脑灌流，减少对应激的反应，通过突触发生和神经发生机制增加脑的可塑性。芝加哥健康与衰老计划（Chicago Health and Aging Project，CHAP）是对体力活动少的一组老年人的队列研究，参加人群于研究前至少进行两周的体力活动，结果发现认知功能减退与短时期体力活动之间无相关性。然而，长期有规律的体力活动，包括剧烈运动和散步，与较高水平的认知功能、较小的认知降低和较少发生VaD密切相关。体力活动或锻炼被推荐用于治疗痴呆加拿大指南，因其可维持脑有氧健康（aerobic fitness）和功能以及有益于认知功能改善。对于那些能够参加锻炼的人，美国心脏病协会（American Heart Association，AHA）推荐最好每天进行30分钟中等强度的体育锻炼；对于有残疾的病人，可在医生的监护和指导下实施运动治疗方案。现已认定体力活动对脑健康和可塑性以及VCI和相关疾病都有保护作用。

目前有关体力活动的类型和频率以及是长期还是短期体力活动对维持脑健康有益的资料尚相当匮乏。老年人生活方式干预及独立生活的研究（Lifestyle Interventions and Independence for Elders Study，LIFE）是一项正在进行的临床试验，旨在研究 4年的运动锻炼对体力功能效应（主要预后观察终点，primary end-point），该试验将认知功能的测定作为次要预后（secondary outcome）观察终点，这项研究有望在2013年完成。

4.饮酒　关于饮酒的利弊已争论多年，现唯一明确的就是过量饮酒对认知功能障碍构成危险。认知功能障碍的对照性研究有很多难点，如酒精摄入定义的界定、对照组的界定（从不饮酒的人，以前饮酒但现在戒断的人，或者极少饮酒的人与酗酒者的比较）和结果测定的方法不同等。尽管如此，还是有几个纵向研究，包括中年人饮酒者在内的研究发现与很少饮酒或从不饮酒的人相比，经常饮酒对认知功能有一些利益。然而，不同研究对认知功能有益的饮酒量、对认知功能不同领域如全面认知功能、记忆和执行功能的相对意义、以及是否有性别差异等问题的结论也不相同。

5.肥胖　肥胖或体脂是受人关注的一个危险标志，因其代谢造成的后果和最近报道其与各类痴呆的总发生率有关。最近有荟萃分析显示体重指数（Body mass index，BMI）和腰围（Waist Circumference，WC）与所有痴呆和 VaD 呈"U"字型关系，因此受试者 BMI 过高或过低都比正常 BMI 人患痴呆的概率增高。中年人的 BMI 与 VCI 更密切相关，但是高龄人的体重与认知功能障碍却呈负相关，就是老年人肥胖患痴呆的风险率反而降低。不同研究结果的差别可反映出中年和老年体重对健康的影响不同和年龄有关，而不同年龄段的认知功能或发生痴呆率也有所不同。Framingham Offspring Study 研究报导，腰臀比例和 12 年后发现的认知功能低下有相关性。在腰臀比最高组（四分位数计算的）中，高腰-臀比使其与高血压和痴呆的相关性增大。在这些分析中是否考虑到影响痴呆的混杂因素还不清楚。上述的荟萃分析显示在所有研究中，高腰臀比与痴呆的高风险相关。

6.吸烟　众所周知，吸烟可通过氧化应激和感染对心血管系统和神经元造成损害。一些前瞻性研究显示，吸烟者与非吸烟者相比，认知功能减退的危险性增加，虽然危险可能主要限于认知功能的某些特定领域，这可能是因为烟碱也刺激脑内的胆碱能通路。

7.社会支持/网络　在纵向及横断面的流行病学研究发现，老年群体中，认知功能与社会网络、患者及家庭支持有关，但这些观察结果还没有经过随机对照实验验证。从这些资料只能推论社会支持/网络对 VCI 患者可能也有益。

8.摘要：生活方式因素　生活方式可能是 VCI 的风险因素，多种生活方式因素都有其似乎可能的生物学机制的证据，因此这些因素可能提高 VCI 的危险性。目前对这些因素在 VCI 的作用的认识尚有空缺之处，这有待追加设计完好的流行病学研究、协调一致生活方式活动的定义和临床研究以资弥补。

9.推荐

（1）有VCI风险的人禁烟是合理的（IIa级推荐；A级证据）。

（2）有VCI风险的人，以下生活方式的干预可能是合理的：

1）适当饮酒（IIb级推荐；B级证据）。

2）控制体重（IIb级推荐；B级证据）。

3）体力活动（IIb级推荐；B级证据）。

（3）有VCI风险的人，根据当前的证据，服用抗氧化剂及维生素B族无用（III级推荐；A级证据）。

三、抑郁

抑郁可以影响认知功能，也可能酷似认知功能下降。抑郁可被认为是VCI的共存疾病、前驱因素和后果，而不能特异性改变血管生理或神经元健康，从而导致认知功能障碍。一般讲，大样本老年人的流行病学研究多采用如简易CES-D 抑郁量表（center for epidemiologic studies depression scale）测定抑郁症状。有3个研究提示抑郁症状预示认知功能的减退。但是，当其中1个研究（three city study）的研究者在控制了当前的抑郁症状后，4年的认知功能减退与抑郁症病史之间的联系明显弱化[原文结论：对社区基础的

≥65岁老年人研究的资料提示一旦考虑到当前的抑郁症状，严重抑郁（过去或当前）和认知功能低下无关]。心血管健康研究（Cardiovascular Health Study，CHS）的研究者不能确定血管因素介导抑郁症症状与罹患MCI相关。

四、生理性危险因素

生理性因素持续影响疾病进程或反映其生物学特征，可以通过临床检查、影像学或生物学标本评估这些因素。

1. 血压　长久以来一直认为高血压是引起卒中的病因。中年发生的高血压是造成晚年认知功能下降，轻度认知损害，血管性痴呆重要的可以改善的危险因素。纵向队列研究已经证实了收缩压增高与晚年认知水平下降程度有关，这种关系可能是J型或者U型。这些前瞻性队列研究对舒张期血压和认知功能下降的关系却不太一致，但仍有许多研究显示二者成相似的反比关系。血压水平和高血压对老年人的影响仍无定论，所以对老年人血压的治疗尚有争议，因为认知改变和血压之间的长期关系受年龄、随访时间、测量血压的次数、高血压治疗情况、心血管疾病、卒中的并发症与潜在亚临床痴呆等多种因素影响，所以对于晚年高血压与认知功能下降之间关系的争议越来越大。

2. 高血糖、胰岛素抵抗、代谢综合征和糖尿病　糖尿病相关的糖与胰岛素调节紊乱可以导致涉及多种机制的血管和神经元损害。慢性高血糖、增加的胰岛素、代谢综合征和糖尿病与VCI、VaD或痴呆伴随卒中均相关。值得注意的是高血糖影响脑血流恢复后功能的改善，因为脑血流的恢复在血糖控制理想时是可逆的，这项发现已经在多个人群中报道。研究显示，认知功能随着糖尿病病程的增加而降低。在老年个体中反复发作低血糖可导致永久性认知损害。老年人如果出现认知水平的紊乱表示可能存在低血糖的风险。

3. 血脂　在芬兰的CAIDE（心血管危险因素老化和痴呆）研究中发现，中年总胆固醇水平对于预测21年后认知功能损害有显著性意义，而且给予他汀类药物治疗可以减弱这种关联。一项根据Kaiser医疗记录进行的研究显示，中年高胆固醇水平增加了随后30年发生VaD的危险。晚年高血胆固醇对认知水平的影响结果尚不确定，有些研究认为降低了VaD的风险，有些则认为升高了VaD的风险，也许和血压对认知影响的结果不一致一样，测量血胆固醇的时间与年龄有关，老年人可能接受降脂治疗机会较少（代效应），而且临床发作痴呆的机会相对较低。一项普伐他汀治疗有心血管危险老年人的试验中没有发现安慰剂与治疗组对多项认知功能有不同的影响。

4. 炎症　炎症是许多心血管危险因素造成血管和神经损害的关键过程。在一项8年的随访研究发现血浆炎性蛋白水平，特别是α_1-抗糜蛋白酶和C-反应蛋白在VaD发生前即有升高；另一项研究发现在VaD发生前25年即有C-反应蛋白水平升高。一项研究脑老化的Conselice试验中发现，在4年的随访期中C-反应蛋白和白介素6联合升高可使发生VaD风险增加3倍。

5. 总结：生理性危险因素　中年时期的收缩压和舒张压，高血压病史和血总胆固醇水平均可预测VCI。晚年较高水平的血压和胆固醇可能对晚年VCI是有益的。糖尿病和高血糖与VCI相关。炎性标志物C反应蛋白与VaD相关。

6. 推荐

（1）有VCI风险的个体：推荐治疗高血压（I级推荐，A级证据）。

（2）有VCI风险的个体：治疗高血糖可能是合理的（IIb级推荐，C级证据）。

（3）有VCI风险的个体：治疗高胆固醇血症可能是合理的（IIb级推荐，B级证据）。

（4）有VCI风险的个体：尚不明确治疗炎症是否可以减少风险（IIb级推荐，C级证据）。

（武惠丽）

第十节　VCI伴随临床血管疾病

1.冠状动脉疾病　在心血管健康研究（Cardiovascular Health Study，CHS）和年龄、基因、环境易感性——雷克雅未克（AGES-RS）中发现，计算机断层扫描测定冠状动脉钙沉积可评估冠状动脉粥样硬化的严重性，并且增加认知损害风险。在调整白质损害、收缩期血压、脑微出血和脑体积等其他因素后，减弱了冠脉钙沉积与认识功能之间的联系，提示此过程还涉及其他的血管因素。

冠脉疾病已确定为VaD的独立危险因素。冠脉搭桥与最初认知功能下降和晚年痴呆风险增加有关，但在1年或6年的随访中，冠脉搭桥患者认知功能下降与那些患有同样冠脉疾患而选择药物治疗或经皮冠脉介入治疗的对照组患者无明显差异。

2.卒中　卒中后患者新发痴呆的风险大约比年龄与性别相匹配对照患者高两倍。根据卒中的部位、脑组织的损害体积、临床严重程度、是否有卒中后早期并发症（抽搐发作、谵妄、低氧、低血压），首次卒中后痴呆发生率大约为10%。一篇最近的综述提到高龄、教育程度低、卒中前认知水平下降、糖尿病和房颤都是初次卒中后认知下降的风险，但最强的预测因素是继发二次卒中。复发卒中患者无论其卒中前暴露的血管因素数目和强度如何，其患痴呆的风险上升至30%。

3.慢性肾病　严重的慢性肾病与代谢性（尿毒症性）脑病、高血压性脑病导致卒中风险增加。不同人群多项研究的资料显示，重度和中度慢性肾脏疾病患者（肾小球滤过率分别$<30ml/(min\cdot1.73m^2)$和$<60ml/(min\cdot1.73m^2)$）的多个认知领域发生损害的患病率呈分级增加。CHS研究中，中度慢性肾病与VaD发生率相关。因为脑部小血管都受到同样的血管性危险因素影响，故可以混淆慢性肾脏疾病与认知功能损害之间的关系。

4.房颤　房颤，尤其是未给予充分抗凝治疗的房颤是卒中的危险因素。几项大型基于社区的样本和一项关于心脏导管治疗患者前瞻性横断面登记研究显示，房颤是认知功能下降的独立危险因素而且增加患VaD的风险。然而，其他几项研究并没有发现房颤和痴呆之间的风险，其中的差异可能与年龄、性别（对女性和老年患者影响较小）以及抗凝药物的使用与疗效有关。

5.周围动脉疾病　在火奴鲁鲁—亚洲老化（HAAS）和CHS研究中发现，一种周围血管疾病的测定指标——踝肱指数下降与VaD风险增加相关。在Maine-Syracuse试验中发现，颈动脉—股动脉脉搏波速率增加与认知功能下降有关。有关血流介导的内皮细胞扩张（肱动脉反应性）与认知关系的资料报道很少。

6.心脏输出量降低　亚临床的心输出量减低与认知功能下降间的关系已经被证实，特别是心输出量的减少与执行功能紊乱（主要是测序和计划困难）和紧邻皮层下核团的局部白质损害有关。慢性系统性血流灌注下降可能影响脑血流灌注的动态平衡。动物和人类试验显示慢性低灌注可导致白质损害的发生与发展。低心输出量可能是认知损害发作和进展的关键因素，尤其在有收缩期心力衰竭的老年患者。

7.总结：伴随疾病　预防慢性血管性疾病可以减少血管性痴呆人口的负担。首次和复发卒中显著增加患临床痴呆风险。尽管这种倾向部分缘于脑组织的丢失，但也反映了血管性因素对卒中和认知功能的直接影响。即卒中可被看做累计暴露于血管性危险因素的标志。与之类似，冠脉疾病、周围动脉循环障碍、房颤、临床可知的肾脏和心脏衰竭，每一种均与认知功能障碍有关。

（巫嘉陵）

第十一节　VCI的临床试验和对症治疗

一、背景

过去十年间，越来越多证据表明血管源性疾病可以单独或联合AD一起损害认知功能。用于治疗AD的药物对VaD患者疗效的关键试验尚未得到监管部门的批准，其原因在于对VaD患者治疗后标准认知测试改善很少，其中执行功能无改善，总体和日常功能改善程度不一致，尤其当患者合并卒中存在物理功能缺陷时，评估会更加困难，而且VaD诊断标准特异性高、敏感性低妨碍了病人的招募，另外如果纳入标准强调记忆力丧失就不利于排除有并存AD的患者。最后由于一线临床医生不能从AD中鉴别出VaD，使得监管者不愿再给出一个独立的指征。

管理VaD患者的血管因素并对症治疗已经成为主要的治疗方法，非药物疗法也在应用。对疾病基线、病程变化、治疗反应进行标准化检查和监测极为重要，包括用药史、社会和日常功能、适当详细的认知功能评估、血液检查、血管和脑的影像检查，而且要特别重视可以加重疾病症状的因素（如睡眠紊乱、疼痛、压力）并努力改善患者和照料者的生活质量。

痴呆护理的许多方面并不涉及直接改善疾病的治疗。对于照料者给予支持十分重要，给照料者提供教育支持，明确社区可使用的资源，包括对患者日常生活和在社区生活的支持，如转运通道和驾驶安全性的评估。其他方面的照料包括对患者的心理症状和神经行为方面的并发症管理给予建议和帮助，准备应对患者经济、医疗和决策能力的丧失，对疾病不断进展的患者给予姑息治疗。对此方面详尽的讨论显然超出本文的范围，但这些方面无疑十分重要且可在其他文章找到出处，如最近出版的由加拿大共识小组对痴呆患者综合治疗的推荐和那些推荐中关于照料的循证策略。

二、认知损害的药物治疗

病理和临床均证明VCI和AD一样存在胆碱能不足。历时6个月的随机双盲、安慰剂对照的临床实验测试胆碱酯酶抑制剂对VaD患者认知、总体和日常生活能力的疗效。应用与AD试验同样的评价工具，结果见表2-1-5。

表 2-1-5　VCI 的药物治疗

治疗	推荐	批注
多奈哌齐	IIa 级推荐，A 级证据"纯"VaD 患者	n=1219：对认知和总体有轻度改善，对全部功能改善不明显；n=974：只有认知改善
加兰他敏	IIa 级推荐，A 级证据（混合 AD/VaD），IIb 级推荐（纯 VaD）	纯和混合 VaD 患者[Gal-lnt-6]（n=592）：改善所有主要预后，在纯亚型只改善认知功能。纯 VaD 患者，[Gal-lnt-6]（n=788）认知/执行功能测验轻度改善
卡巴拉汀	IIb 级推荐，C 级证据	VCIND 研究（n=50）：轻度改善某些执行功能
美金刚	IIb 级推荐，A 级证据	n=900：仅轻度改善认知功能

多奈哌齐试验目标人群为"纯"VaD患者（n=1219），其安慰剂组病情稳定超过6个月，显示疗效则需要有改善。虽然发现多奈哌齐对认知功能有改善，但不同试验对总体和日常功能的疗效却不尽一致。近来对一项多奈哌齐治疗VaD患者的大型随机对照试验回归分析显示，用标准化的视觉评定量表评测，有海马萎缩患者使用安慰剂后认知功能下降高于没有海马萎缩患者，而且后者认知水平维持在稳定状态。这项发现建议在今后的VaD试验中要考虑海马体积的因素。多奈哌齐的副作用同治疗AD患者相似。然而近来试验发现多奈哌齐组的死亡患者数量增加，主要是因为安慰剂组死亡数比预期低。一项多奈哌齐治疗CADASIL的为期18周的研究得到的是中性结果，但在二次分析中发现其改善了执行功能。

一项试验评估加兰他敏对纯VaD（n=252）和AD与VaD混合患者（n=295）的疗效。与安慰剂组全面恶化相比，混合性痴呆组经加兰他敏治疗后显著减少了认知、功能和行为学方面的恶化，纯痴呆组的改善没有统计学意义。对纯痴呆患者（n=788）的后续研究发现，加兰他敏改善认知水平，包括一项执行功能的改善，虽然并不改善日常功能，但仍有总体改善的趋势（p=0.06）。

对卡巴拉汀的研究不多，但在一项为期22个月、开放标记的对照研究（n=16）和一项对50例VCI但无痴呆患者的双盲、安慰剂对照试验中发现其改善了执行功能。两项对NMDA拮抗剂美金刚的研究显示了认知的改善但对总体和功能并无作用。

Cochrane评价了VaD试验，结论是多奈哌齐改善VaD患者和加兰他敏治疗混合痴呆的证据最佳，相反从美金刚和卡巴拉汀获益的证据尚未证实。安全性方面的副作用总体上与AD研究相同。一项荟萃分析推荐胆碱能药物和美金刚对VaD患者认知水平的临床改善尚不明确，应考虑在全面推广前搜集更多的资料。目前没有不同药物进行直接比较的试验，所以现有证据无法知晓同一类或不同类药物之间是否有不同的益处。

对于其他成分包括胞二磷胆碱、尼莫地平、吡拉西坦、石杉碱甲和长春西汀已经进行了不同的试验，尽管对小血管疾病，尼莫地平和石杉碱甲值得进一步研究，但目前尚无可信的资料显示其效果。一项小型试验发现舍曲林对一种执行功能测试——执行专访（EXIT-25）有效。

三、药物治疗的总结与推荐

1.总结　针对VaD患者特异性药物治疗试验发现，多奈哌齐、加兰他敏、美金刚可以持续、轻微改善认知功能，但对功能和总体的改善仍不一致，只有两个大型的多奈哌齐试验提供了证据。加兰他敏试验发现对混合AD和VaD患者，可以减缓认知、功能和总体预后的恶化。药物副作用与AD试验相似。包括药物经济学评估在内的更多试验会有帮助。今后病例的选择和预后可以用来更新临床标准，更加敏感的执行功能检查，可用来定量测量萎缩和血管性脑损害的更先进的影像学标志物，包括弥散张量和灌注成像，可行的淀粉样蛋白标记物或脑脊液标记物可以检测共存的AD病理变化。

2.推荐

（1）多奈哌齐可以改善VaD患者的认知功能（IIa级推荐，A级证据）。

（2）AD混合VaD患者应用加兰他敏会有改善（IIa级推荐，A级证据）。

（3）卡巴拉汀和美金刚对VaD患者的益处尚不明确（IIb级推荐，A级证据）。

四、非药物疗法

非药物疗法已用来治疗或辅助管理VCI患者。生活方式如饮食、物理活动、社会支持网络等内容在本文生活方式章节讨论。目前已经测试并发现少数非药物疗法对VCI人群有益。在Cochrane评价中提到的两种疗法是认知康复和针灸。目前认知康复和认知刺激还没有证实有效。但这只是少数的随机对照试验，而且现有研究存在方法学的限制。针灸对VaD鼠类模型有改善作用，但Cochrane评价针灸对人类作用尚无定论，需要更深入的研究。

非药物疗法改善VCI患者管理的证据有限，尚不能给出正式推荐。需要更多经严格设计的试验来评价包括认知康复和针灸在内的非药物干预的疗效。

（巫嘉陵）

第十二节　VCI和AD的预防
——控制危险因素

一、公共卫生方面

由于痴呆最常影响老年人，即使稍微延缓其临床表现或认知功能障碍的恶化，也能使痴呆发病率有较大程度的下降。这些患者在出现痴呆临床症状之前，可能已死于其他原因的老年人常见疾病。例如，到2050年全球预计有AD患者106万例，如果有可能延缓2年发病，其中大约23万例会完全避免发生AD。

关于血管性危险因素的作用，中年期痴呆的人群归因危险性（population-attributable risk）最高的是高血压（晚年痴呆病例的高血压率高达30%）。此外，基于流行病学的调查资料，糖尿病是痴呆的另一高危险因素。因此，血管性和代谢性的危险因素应被视为预防痴呆最具潜力的主要目标。干预的时机可能是重要的，因为在中年时期较老年时期检测发现这些危险因素，其血管因素和痴呆的因果关联性更强和明显，这说明中年期是痴呆发展和干预治疗的关键时期。另外，基于对早年生活因素（early-life factors，包括出生时体重、孕龄、出生和儿童时期的发育、行为和社会经济状况等）对成人健康和疾病以及对认知功能重要性的新认识，维护儿童和青春期认知功能的正常发展是预防认知障碍的先决条件。早年生活的均衡营养对正常的神经认知发展的重要性已得到广泛认可，神经认知发展是一个直到青春后期才结束的过程。

二、控制血管因素与预防痴呆的主要研究结果

1.高血压

（1）对降压药物和痴呆风险的观测研究：在大多数的观测研究（observational studies，观测研究的疾病或治疗组和对照组不是随机分配）中已发现中年患高血压和晚年发生认知能力下降或痴呆之间存在因果的关联，包括随访长达几十年的队列研究（cohort studies，队列研究又称群组研究或定群研究。将特定人群按其是否暴露于某因素分为两组，追踪观察一定时间，比较两组的发病率）。但是晚年的血压和痴呆研究的结果不一致，多数研究发现痴呆与高血压无关，或者与低血压有关。

几个纵向研究（纵向研究也叫追踪研究，是指在一段相对长的时间内对同一个或同一批被试进行重复的研究）对使用降压药对痴呆风险的影响进行了评估。除两项研究（纳入时包括低龄的参加者）的随访时间分别为13年和19年外，大多数研究的平均随访时间≤5年。HAAS（Honolulu-Asia Aging Study）研究是持续治疗时间长达＞12年的大样本的研究（从夏威夷美籍日人，男性正常血压的2 358人和高血压患者1 376人中筛选符合研究标准的各自为1 669人和923人，最后可资研究的样本共1 294例，其中在整个研究过程中血压始终正常者446人，从中年发病的高血压患者848人，研究结论：在高血压男性患者，抗高血压治疗的持续时间和痴呆与认知功能衰减的危险性降低相关联），其随访时间跨度之长足能满足效果研究的需要。以上这些研究中，没有一项研究发现降压治疗与痴呆风险增加相关。另外有3项研究也未发现降压治疗和AD的风险之间有何相关性；然而，也有研究表明，接受降压治疗可降低AD的风险。令人关注的是，根据不同的随访期限对同一研究进行的两项分析显示出不同的结果：第一项仅2.2年的随访期分析显示治疗对痴呆和AD皆无影响，而在另一项纳入较长随访期（始自1990—1993年，随访到2005年）的分析却显示治疗减少痴呆风险达5%/年（AD为6%/年）。该研究证实治疗持续时间越长和年龄越低，其所起的保护效果越强。HAAS研究也发现增加降压治疗的持续时间能增加对痴呆和AD的保护现象。

关于治疗的类型，结果不太一致。几个研究无法显示某种特定降压药物疗效的优劣。在Kungsholmen（瑞典斯德哥尔摩的一岛）计划和Cache郡研究中都发现利尿剂，特别是保钾利尿剂的效果相比其他降压药更强。然而，这些研究结果都是基于有限的随访、相对较少的痴呆例数、并受适应症证干扰。最近一项来自美国退伍军人事务管理数据库，几乎清一色由男性（98%）组成的大样本研究发现，在3个治疗组进行比较，结果表明与接受血管紧张素转换酶抑制剂赖诺普利（lisinopril），或与其他心血管药物相比，接受血管紧张素受体阻滞剂治疗的患者发生痴呆和AD的风险较低。该研究比较血管紧张素受体抑制剂和血管紧张素转换酶抑制剂，这两个价格和使用年代相似的药物，其目的明显是企图克服各自适应证造成的混乱。然而，使用管理数据库有其局限性和不足之处，诸如对痴呆和AD诊断精确性差，也不可能考虑如教育水平等一些潜在的主要混杂因素。此外，随访时间相对比较短，没有评估种族差异。因此，这些研究发现需要由类似情况的研究或随机试验来证实（表2-1-6）。

表 2-1-6　降压药与痴呆风险关系的主要纵向研究

作者，发表年份	项目名称	样本量	样本类型	年龄标准，岁	平均年龄，岁	随访，年	痴呆诊断标准	降压药的整体效果	各类降压药的效果
Guo et al, 1999	Kungsholmen 计划	1 301	社区来源，无痴呆	≥75	83	3	痴呆，AD：DSM-III-R	痴呆：相对危险度（RR）=0.7（0.6～1.0）	治疗效果主要由于利尿剂
in't Veld et al, 2001	鹿特丹研究	6 416	社区来源，无痴呆	≥55	68	2.2	痴呆：DSM-III-R；AD：NINCDS-ADRDA；VaD：NINDS-AIREN	痴呆总体而言：RR=0.76（0.52～1.12）；VaD：RR = 0.33（0.11～0.99）AD：RR=0.87（0.56～1.37）	各类降压药无差异
Morris et al, 2001	EPESE 研究	634	随机抽样	≥65	72	4	AD：NINCDS-ADRDA	AD：RR=0.66（0.68～2.61）	各类降压药无差异
Lindsay et al, 2002	加拿大卫生和老龄化研究项目	4 088	全国样本	≥65	73	5	AD：DSM-IV	AD：RR =0.91（0.64～1.30）	
Qiu et al, 2003	Kungsholmen 计划	1 270	社区来源，无痴呆	≥75	81	5	痴呆，ADDSM-III-R	痴呆：RR=0.8（0.6～1.0）；AD：RR=0.7（0.5～0.9）	
Yasar et al, 2005	巴尔的摩老龄化纵向研究	1 092	社区来源，无痴呆	≥60	78	19	痴呆：DSM-III-R；AD：NINCDS-ADRDA	…	AD：钙阻滞剂中的二氢吡啶类 RR=0.30（0.07～1.25）；钙阻滞剂（CCB）中的非二氢吡啶类 RR=0.82（0.37～1.83）
Khachaturian et al, 2006	Cache 县项目	3 297	社区来源，无痴呆	≥65	74	3	痴呆：DSM-III-R；AD：NINCDS-ADRDA	AD：RR=0.64（0.41～0.98）	利尿剂尤其是保钾利尿剂效果更强，HR=0.26 0.08-0.64）
Peila et al, 2006	檀香山亚裔老龄化研究	1 294	社区来源的人群	≥72	76	5	痴呆：DSM-III R and DSM-IV；AD：NINCDS-ADRDA；VaD：CADDTC	应用降压药（HR/年）：痴呆：HR=0.94（0.89～0.99）；AD：HR=0.96（0.93～0.99）；VaD：HR=0.94（0.89～0.99）	
Haag et al, 2009	鹿特丹研究	6 249	社区来源，无痴呆	≥55	68	13	痴呆：DSM-III-R；AD：NINCDS-ADRDA；血管性痴呆：NINDS-AIREN	应用降压药的年危险度：痴呆：HR=0.95（0.91～0.99）；AD：HR=0.94（0.90～0.99）	各类降压药无差异
Lu et al, 2009	美国退伍军人事务研究	819 491	行政数据库来源	≥65	74	4	无明确诊断标准		痴呆 HR：ARB 对心血管药物 HR=0.76（0.69～0.84）；ARB 对赖诺普利 HR =0.81（0.73～0.90）；赖诺普利对心血管药物 HR =0.94（0.91～0.97）

附注：

1）DSM-III-R（Diagnostic and Statistical Manual of Mental Disorders，3rd edition（revised，精神病统计诊断手册第三版修订版）

2）RR（relative rik，相对危险度）

3）NINCDS-ADRDA：（National Institute of Neurological and Communicative Disorders and Stroke–Alzheimer's Disease and Related Disorders Association，美国国立神经病、语言交流障碍和卒中研究所和卒中—AD 及相关疾病协会）

4）VaD（vascular dementia，血管性痴呆）

5）NINDS-AIREN（National Institute of Neurological Disorders and Stroke– Association Internationale pour la Recherche et l'Enseignement en Neurosciences，美国国立神经疾病卒中研究所—法国神经科学研究国际协会共同制订的标准）

6）EPESE（East Boston Established Populations for Epidemiologic Studies of the Elderly，东波士顿老年人群流行病学）

7）DSM-IV（精神病统计诊断手册第四版）

8）CCB（calcium channel blocker 钙通道阻滞剂）：

9）HR（hazard　ratio，危险率）

10）CADDTC（California Alzheimer's Disease Diagnostic and Treatment Centers，加州 AD 诊断和治疗中心）

11）ARB（angiotensin II receptor blocker，血管紧张素 II 受体阻滞剂）

（2）总结：

1）观察性研究表明抗高血压药物对降低风险有一定益处。

2）治疗时间越长，防护效果越强。

3）降压治疗对高龄老人比低龄的老人显得更加有效。

4）少数研究提示某些降压药物治疗效果较大，但其证据性有其局限性，并受偏倚影响，因此不能对不同类型的药物孰优孰劣得出肯定的结论。

三、降压药物和痴呆风险的临床试验

1.个别临床试验（Individual Trials）　曾有 6 项降压药物的大样本随机临床试验，均包括对痴呆和认知功能评估，其中 4 项试验报道降压治疗对降低痴呆或认知功能的风险没有明确的效果。然而，一项研究报道了降压治疗对降低痴呆的风险有益，另一项报道了对卒中后痴呆（PSD）风险有效（表 2-1-7 和 2-1-8）。

在 SHEP（Systolic Hypertension in the Elderly Program，老年收缩期高血压计划）中，接受利尿剂和（或）β-受体阻断剂治疗组（1.6%）和安慰剂组（1.9%）痴呆发病率相似。最近对 SHEP 数据的再分析表明，不同的脱落率可能使得治疗结果产生偏倚导致无效。

老年人认知和预后研究（The Study on Cognition and Prognosis in the Elderly，SCOPE）旨在评估应用血管紧张素受体阻滞剂，合用或未合用利尿剂治疗，对 4 937 例非痴呆的老年高血压患者认知功能的效果，结果未发现显著的治疗效果。该试验的治疗结果无效必须认为是治疗组和对照组之间血压差异过小（0.43/0.21kPa）所致。虽然该试验的最初设计是采用血管紧张素受体阻滞剂治疗组与安慰剂的对比试验，但在试验期间因伦理的缘故，对照组的患者也接受了降压药物治疗，因此降低了组间血压差异和研究力度（power）。对随机分组后未接受添加治疗患者数据的事后分析（post hoc reanalysis）显示，虽然有迹象表明对心血管事件、死亡率和血管死亡率有较强的效果，但并没有改变对认知和痴呆的中性结果。

最引人注目的支持降压治疗能预防痴呆的证据来自 Syst-Eur （the Systolic Hypertension Europe，欧洲收缩期高血压）试验所观察到的结果，该试验到2年的随访中期，因为已能证实尼群地平（nitrendipine）治疗降低中风风险效果有统计学意义而中止（双盲安慰剂对照研究终止，但继续以开放试验研究）。安慰剂组21例被诊断为痴呆，治疗组11例，相当于接受降压治疗的被试者，痴呆的发病率减少50%（95%CI，0%～76%），且大多数病例的痴呆是AD。该试验的同一批患者，在随后的开放标签的随访研究中证实首要的结果。

随机双盲安慰剂对照试验结束后，才开始服用抗高血压治疗的病例为对照组，其痴

呆病例增多达 2 倍。该延伸研究中证实尼群地平治疗可减低 AD 和 VaD 的发生率（平均随访时间从双盲试验结束时的 2 年增加到 3.9 年，痴呆发病率从 32 例增到 64 例，其中 41 例为 AD。调整性别、年龄、教育水平和入组时的血压使用尼群地平的相对危险率为 0.38，每千人治疗 5 年能预防 29 人发生痴呆。结论：收缩压高的高血压老年患者开始使用长作用的二氢吡啶类药物降低血压治疗有防止痴呆的效果）。

在培哚普利防止复发性卒中研究（the Perindopril Protection Against Recurrent Stroke Study，PROGRESS），6 105例有卒中或短暂性脑缺血发作史的患者被随机分配到血管紧张素转换酶抑制剂培哚普利（有或没有利尿剂）组，与安慰剂组相比较，联合治疗降低收缩压和舒张压分别达1.60kPa和0.667kPa（5mm Hg），降低卒中风险43%。在4年随访期中，诊断痴呆410例，其中108人在痴呆之前发生过卒中。总体而言，在治疗组有非显著性意义的12%（范围8%～28%）痴呆风险的下降。然而，对2个痴呆患者亚组（先前有或没有卒中史）的分析显示，较先前无中风史的患者，先前有中风史患者接受降压治疗后能显著降低痴呆风险（34% 对 1%；P=0.03）。对认知功能衰退观察的结果也与之相似，其定义为MMSE下降≥3分。此外，PROGRESS的MRI亚组研究表明，积极的降压治疗阻止或延缓了脑白质高信号的进展。

在高龄老人降压治疗的认知功能（the Hypertension in the Very Elderly Cognitive Function，HYVET-COG）研究，3 336例收缩压>21.3kPa（160mmHg）的80岁以上的高龄老人接受吲达帕胺（indamide）缓释片，加上或减去培哚普利（perindopril）或安慰剂治疗，结果发现治疗对痴呆或认知功能减退无效果。该试验被提前终止，但是因为卒中和总死亡率显著减少，继续随访达平均2.2年。

所有发表的临床试验有着共同的局限性：①随访期短；②痴呆筛查和诊断的异质性；③患者痴呆风险低（平均年龄低），MMSE 基线高；④发病例数低和统计功效低；⑤脱落的差异，可能导致高估或低估治疗效果。

表 2-1-7　有认知功能障碍或痴呆做为结果评价的降压药的主要随机对照试验（一般特征）

实验名称	分析的样本量	平均年龄（SD），岁	治疗药物的类型	SBP/DBP 的差异（活性剂 vs 安慰剂）	随访持续时间，年
SHEP	4 736	71.6（6.7）	利尿剂（氯噻酮）和/或 β-受体阻滞剂（阿替洛尔）或利血平	-11 to 14/ - 3～4	4.5
Syst-Eur	2 418	69.9（6.2）	钙通道阻滞剂（二氢吡啶）联合或不联合 β-受体阻滞剂和/或利尿剂（氢氯噻嗪）	-8.3/-3.8	2.0
PROGRESS	6 105	64（10）	ACEI（培哚普利）联合或不联合利尿剂（吲达帕胺）	-9.0/ -4.0	4
SCOPE	4 937	76.4（...）	ARB（坎地沙坦酯）和/或利尿剂	-3.2/ - 1.6	3.7
HYVET	3 336	83.5（3.1）	利尿剂（吲达帕胺）联合或不联合 ACEI（培哚普利）	-15/ - 5.9	2.2
PRoFESS	20 332	66.1（8.6）	ARB（替米沙坦）	-5.4/...	2.4

附注：
§SD（standard deviation，标准差）
§SBP/DBP（systolic blood pressure/diastolic blood pressure。）收缩压/舒张压
§SHEP（Systolic Hypertension in the Elderly Program，老年收缩期高血压研究）
§Syst-Eur（Hypertension in Europe，欧洲高血压临床试验）
§PROGRESS（Perindopril Protection Against Recurrent Stroke Study，培哚普利预防卒中再发的临床研究）

§ACEI（angiotensin-converting enzyme inhibitor，血管紧张素转换酶抑制剂）

§SCOPE，（Study on Cognition and Prognosis in the Elderly，老年人认知和预后研究）

§ARB（angiotensin II receptor blocker，血管紧张素 II 受体阻滞剂）

§HYVET（Hypertension in the Very Elderly Trial，老年高血压临床试验）；

§PRoFESS（Prevention　Regimen for Effectively Avoiding Second Strokes《 有效避免二次卒中预防方案》

表 2-1-8　有认知功能障碍或痴呆做为评价结果的降压药的主要随机对照试验（痴呆的结果）

实验名称	痴呆诊断	痴呆病例的发生率（‰）或频率（%）		痴呆的主要结果	痴呆类型（AD 对 VCI 或卒中后痴呆）
		实验组	安慰剂组		
SHEP	基于专家；DSM-III-R	37/2 365（1.6%）	44/2 371（1.9%）	痴呆发生率减少16%，无明显差异	未明确定义
Syst-Eur	基于专家；DSM-III-R	3.8‰（11/1 238）	7.7‰（21/1 180）	痴呆发生率减少50%（0%～76%）P = 0.05	AD：23 个；混合性痴呆：7 个
PROGRESS	基于专家；DSM-IV	16‰（193/3 051）	19‰（217/3 054）	痴呆发生率减少12%（-8%～28%）；P = 0.2	再发卒中痴呆发生率减少 34%（3%～55%）；P=0.031%（ -24% ～22%），其他痴呆；P=0.9
SCOPE	ICD-10 标准；独立临床事件委员会	6.8‰（62/2 477）	6.3‰（57/2 460）	痴呆发生率增加7%；P ＞ 0.20	未明确定义
HYVET	基于专家；DSM-IV	33‰（126/1 687）	38‰（137/1 649）	痴呆发生率减少14%（-9%～23%）；P = 0.2	AD（164 个患者）和 VaD（84 个患者）结果相似
PRoFESS	痴呆的临床表现	408/8 624（5%）	409/8 646（5%）	痴呆发生率无变化（P=0.48）	未明确定义

附注：

§VCI（vascular cognitive impairment，血管性认知功能障碍）；

§SHEP（Systolic Hypertension in the Elderly Program，老年收缩期高血压研究）；

§DSM-III （Diagnostic and Statistical Manual of Mental Disorders，3rd edition （revised，精神病统计诊断手册第三版修订版）

§Syst-Eur（Systolic Hypertension in Europ，欧洲收缩期高血压临床试验）；

§PROGRESS，（Perindopril Protection Against Recurrent Stroke Study，培哚普利预防卒中再发的临床研究）；

§DSM-IV，（Diagnostic and Statistical Manual of Mental Disorders，4th edition，精神病统计诊断手册第四版）；

§SCOPE，（Study on Cognition and Prognosis in the Elderly，老年人认知和预后研究）；

§ICD-10（International Classification of Disease，10th edition，国际疾病分类第十版）；

§HYVET（Hypertension in the Very Elderly Trial，高龄老人高血压临床试验）

§PRoFESS（Prevention Regimen for Effectively Avoiding Second Strokes，有效避免二次卒中预防方案）

2.荟萃分析（Meta-analyses）　迄今为止，已发表 5 项关于降压试验中的痴呆风险的荟萃分析（表 2-1-7）。

总结如下：

（1）这些研究在临床研究模式（固定或随机）和选择患者方法不同。

（2）没有一项荟萃分析对所有 5 个试验进行全面分析，甚至不包括最近发表的研究。

（3）只有一个试验发现痴呆的风险显著下降，但它只是 HYVET（The HYpertension in the Very Elderly Trial）试验的部分结果之一，所以对它的描述是很少的，特别是关于研究的选择标准。

（4）总体而言，减少痴呆风险的变化范围是 11%～20%（表 2-1-9）。

表 2-1-9　降低血压治疗预防痴呆的随机对照试验的荟萃分析

作者	发表年分	项目名称	样本量（事件数/患者数）	效应类型	异质性p值	主要结果
Birns et al	2006	PROGRESS SCOPE SHEP Syst-Eur	642/18 196	固定效应模型	0.18	0.89（95%CI 0.75～1.04）；P= 0.15
Feigin et al	2005	PROGRESS SCOPE SHEP Syst-Eur	883/23 505	随机效应模型	0.06	0.80（95% CI 0.63～1.02）；P= 0.07
Peters et al	2008	HYVET PROGRESS SHEP Syst-Eur	786/16 595	随机效应模型	0.49	0.87（95% CI 0.76～1.00）；P= 0.045
McGuinness et al	2008	SCOPE SHEP Syst-Eur	232/15 295	固定效应模型	0.16	0.89（95% CI 0.69～1.16）；P= 0.38
McGuinness et al	2009	HYVET SCOPE SHEP Syst-Eur	495/15 427	固定效应模型	0.30	0.89（95% CI 0.74～1.07）；P= 0.21

附注：
PROGRESS（Perindopril Protection Against Recurrent Stroke Study，培哚普利预防卒中再发的临床研究）
SCOPE（study on Cognition and Prognosis in the Elderly，老年人认知和功能预后研究）
SHEP（Systolic Hypertension in the Elderly Program，老年收缩期高血压研究）
Syst-Eur（Systolic Hypertension in Europe，欧洲收缩期高血压临床试验）
CI（confidence interval，置信区间）
HYVET（Hypertension in the Very Elderly Trial，高龄老人高血压临床试验）

3. 目前正在进行或计划进行的试验　SPRINT（The Systolic Blood Pressure Intervention Trial，收缩压干预试验）的目的是检验降低血压至推荐水平以下是否会产生更大的效益。在这项试验中，7 500 例＞55 岁的患者，收缩压≥17.3kPa（130mmHg）并且至少有 1 个其他血管危险因素（高胆固醇血症、吸烟），被随机分配到一个目标收缩压＜16.0kPa（120mmHg）的"强化"治疗组和目标收缩压＜18.7kPa（140mmHg）的"常规"治疗组。患者将接受至少 4 年的随访。该试验在 2010 年秋季开始，并且包含一个由国家老年医学研究所和 NINDS 资助的认知亚组研究（SPRINT-MIND）。

4. 总结和推荐　降低血压和认知功能。

（1）总结：观察性研究都指出降压药物治疗对降低 AD 风险的一些益处，治疗在低龄的老人比高龄老人显然更有效。

很少大规模的降血压试验是将认知功能评估和痴呆的具体诊断合并一体进行研究的，故都有其局限性，因此，降压药治疗降低痴呆综合征，尤其是 AD 风险的有效性仍有相当大的不确定性。

荟萃分析既未证实也不否定降压药物治疗对痴呆风险的疗效。它们有治疗试验类似的局限性，并没有取得任何实质性的额外信息。个别患者数据的荟萃分析可能会有用，因为它可能会正确评估影响效果的潜在的主要因素，如年龄，血压水平和基线的认知水平，这也会有助于在将来的试验中识别高危人群。

（2）推荐。

1）在卒中患者中，降压治疗对降低 PSD 的风险是有效的（effective）（I 级推荐；B 级证据）。

2）有合理的证据显示中年和低龄老年人，降压治疗对预防晚年痴呆可能是有用的（useful）（IIa 级推荐；B 级证据）。

3）> 80 岁的老人降压治疗对预防痴呆的有效性（usefulness）尚未确定（IIb 级推荐；B 级证据）。

四、糖尿病

长期糖尿病患者认知功能下降、痴呆、抑郁以及其他老龄相关表型（phenotype）的风险增加。在认知功能障碍及痴呆的危险因素中，已经证明高血糖和高胰岛素血症是导致 2 型糖尿病代谢异常过程的一部分，其与认知功能障碍和卒中痴呆相关，并常伴有其他精神心理功能的障碍，如抑郁或焦虑，所有这些情况在确诊的 2 型糖尿病患者更为普遍。

一项最新的荟萃分析的数据表明，治疗高血糖与预防微血管及一定程度上的大血管事件相关联。然而，没有证据显示严格控制血糖能预防卒中，并且没有专门研究在轻度 VCI 或痴呆的早期阶段降低高血糖是否可能有保护作用。再有，强化降糖治疗不能预防卒中，而卒中是认知功能下降的危险因素。在严重的高血糖患者，认知功能障碍急性损害实际是因为高渗透压影响和电解质紊乱所致，这些情况可以通过紧急的胰岛素治疗得到改善。

在 ADVANCE 试验（Action in Diabetes and Vascular Disease：Preterax and Diamicron Modified Release Controlled Evaluation）降压和降糖联合治疗能有效地减少大血管终点事件和死亡率。结论指出认知功能障碍是 2 型糖尿病患者临床结果的独立预测因素，但不会改变降血压或控制血糖对主要心血管事件风险的影响。

一项系统性回顾显示，在 2 型糖尿病患者，糖尿病治疗的类型或强度对认知功能障碍的预防或治疗方面的作用没有令人信服的证据。在患有糖尿病的老年人，强化控制血糖所诱发的低血糖对认知功能造成的影响是至关重要和有待探索的课题。

（1）总结：糖尿病是精神症状和认知功能障碍的重要危险因素，但现有数据多数是基于观察性研究。降低高血糖的保护作用的证据水平很低。进一步的干预研究需要阐明降低高血糖对认知障碍及痴呆的预防作用。此外，新的降糖药物都必须进行对认知障碍或痴呆预防作用的试验。有必要支持新的研究对高血糖和认知障碍的关系以及应用旧的和新的药物纠正高血糖对这一进程的可能影响进行探索。

（2）推荐：治疗糖尿病/高血糖对预防痴呆的有效性（effectiveness）尚未确定（IIb 级推荐；C 级证据）。

五、血脂

高脂血症或血脂异常是对认知功能有重要影响的代谢疾病。他汀类药物治疗已被证实能预防卒中，包括一级预防和二级预防。二级预防研究是基于荟萃分析和 SPARC（Stroke Prevention by Aggressive Reduction in Cholesterol Levels）试验（高剂量阿托伐他汀）。

在 PROSPER（the Prospective Study of Pravastatin in the Elderly at Risk，普伐他汀干

预老年高危病人的前瞻性研究），经过4年的治疗，使用 MMSE 量表评估的结果显示接受普伐他汀或安慰剂治疗的两组患者的认知功能无差异。即使曾有啮齿类动物实验支持他汀类药物治疗能提供一些保护作用的想法，几个荟萃分析还是发现他汀类药物治疗对人类的认知功能障碍无明显的影响。CLASP 的 AD研究（the Cholesterol Lowering Agent to Slow Progression （CLASP）of Alzheimer's Disease Study）是一项降低胆固醇药物延缓AD进展研究是使用他汀类药物的干预研究，在2007年完成但迄今未发表。最近（2010）发表的 LEADe（Lipitor's Effect in Alzheimer's Dementia）试验，随机640例轻度到中度AD患者进入治疗组（阿托伐他汀 80mg/d）和安慰剂组，筛选前患者皆已服用多奈哌齐10mg/d≥3 个月以上，加用强化降脂药物（Lipitor=立普妥=阿托伐他汀）观察72周未能改善认知功能。

（1）总结：虽然他汀类药物治疗控制血脂能够预防卒中，但这些药物却不能预防老年人的认知功能下降。他汀类药物治疗对认知功能影响的观察性研究很少，有些研究其证据水平也很低。故需要支持新的研究探索高脂血症和认知障碍的关系，以及纠正高脂血症药物治疗是否可以影响认知功能过程。

（2）推荐：治疗高脂血症预防痴呆的有效性（usefulness）尚未确定（IIb 级推荐；C 级证据）。

（郑国庆）

第十三节　血管危险因素的其他干预治疗

1.抗血小板聚集药（Antiaggregants） 一些观察性研究曾提示阿司匹林（ASA）治疗对于认知功能的改善有效，但其他研究未能证实其疗效。很少抗血小板治疗的临床研究包括认知功能的评估。在AAA（Aspirin for Asymptomatic Atherosclerosis）一项有关阿司匹林对无症状动脉硬化的研究，3 350名50～70岁的受试者，被随机分配到服用100mg/d的肠溶ASA治疗组和安慰剂组，经5年的随访期未发现ASA治疗组和安慰剂组的认知功能有区别。在PRoFESS（the Prevention Regimen for Effectively Avoiding Second Strokes）一项有效避免二次中风的预防疗法的临床试验中，20 332名缺血性卒中患者，被随机分配到2×2析因设计试验中，一试验组随机服用25mg ASA和200mg的缓释双嘧达莫（潘生丁）或服用75mg/d的氯吡格雷，另一试验组随机服用80mg/d的替米沙坦（血管紧张素II受体拮抗剂）或安慰剂，但这项研究的主要目的是复发性卒中的预防，其认知功能下降和痴呆是作为非主要终点进行的研究。经过平均2.4年的随访，两组抗血小板治疗组之间的认知功能测定（MMSE≤24分）、严重认知功能的下降（从基线水平至倒数第2次检查 MMSE≥3分）和痴呆皆未观察的有所不同。

2.生活方式 一些观察性研究证明，和具有其他饮食习惯的人群相比，具有地中海饮食习惯的人有更好的认知功能和较低的痴呆发病风险。在一组老年社区人群研究发现更好地坚持地中海饮食方式与认知功能减退较少相关。然而对于正常人群，并没有随机对照研究的结果支持上述结论。

此外，也有观察性研究表明体力活动增加对认知功能有益， 但是仅有一项小规模的干预研究，随访增加运动量后患者的认知功能得到改善。有氧运动已显示是有用的。一项有氧运动6个月对记忆性MCI的老年人的研究，患者被随机分配到高强度有氧运动组和伸展运动对照组，高强度有氧运动组接受75%～85%的心率储备（心率储备=最大心率FCmax-安静心率FCrepose；最大心率FCmax=220-实际年龄）运动；伸展运动对照组接受低于50%心率储备运动，两组运动试验皆为45～60分/天，4天/周共6个月。结果表明在MCI老年妇女中，高强度有氧运动的非药物疗法有助于执行控制能力的改善，男性改善效果较差。同时，这也会助于理解为什么某些认知功能领域对有氧运动有改善作用，而对其他认知功能领域有氧运动不敏感。最近一个关于运动疗法对非痴呆人的认知功能减退的影响的荟萃分析，该荟萃分析纳入了15个观察性研究，共33 816非痴呆人群，随访1～12年的结果表明各种水平的体力运动都能防止正常人的认知功能减退的发生，且有显著而持续的作用。

3.维生素补充疗法

目前已有关于补充维生素是否可以改善认知功能的一些研究。根据一项系统性回顾，健康老年妇女每天摄入叶酸750μg对认知功能或情绪没有益处。

对于轻度至中度认知功能减退或者不同形式的痴呆的患者，补充叶酸同样不能改善认知功能或情绪。然而在另一项荷兰的研究，818名人连续口服800μg/d叶酸持续三年，显著改善了会随年龄增长而出现的多种领域的认知功能障碍。

关于应用维生素降低血同型半胱氨酸水平对认知功能的影响，在一项澳大利亚的随机双盲安慰剂对照研究中，276名健康老年人补充维生素B（每日补充1 000 μg叶酸，500 μg维生素B_{12}和10 mg 维生素B_6），随访1到2年后血同型半胱氨酸水平获得降低，但无改善认知功能的效果。

4.总结和建议

（1）总结：观察性研究表明，坚持地中海饮食模式可以降低认知功能减退的风险。

一般讲，无证据表明抗血小板聚集药物和补充维生素疗法对认知功能改善有效。也没有证据表明通过补充维生素B族，减低同型半胱氨酸可以改善认知功能。因为这些疗法的证据不足，故不予以推荐。

目前有些观察性研究和少数干预性研究表明生活方式的修正（例如：节食，运动）可能会改善认知功能。尽管吸烟是一项众所周知的血管病理危险因素，但是戒烟在改变认知功能方面所发挥的作用尚未有研究涉及。

仅有有限的证据支持物理疗法可以预防认知功能减退。因此，需要有新的研究来进一步证明生活方式的改变可以预防认知功能损害以及是否戒烟可以影响这一进程。

（2）建议：

1）一些研究表明地中海饮食模式可以降低认知功能减退的风险，这些研究的结果可能是合理的（IIb级推荐，B级证据）。

2）没有证据表明补充维生素可以改善认知功能，尽管同型半胱氨酸的水平得到下降，其有效性尚未确定（IIb级推荐，B级证据）。

3）运动可考虑对预防认知功能损害有所帮助（IIb 级推荐，B 级证据），但是其他的生活方式改变或者维生素摄入对认知功能改善是否有益尚未确定（IIb 级推荐，B 级证据）。

4）抗血小板聚集治疗对 VCI 的有效性尚未确定（IIb 级推荐，B 级证据）。

（王晓丹）

第十四节　总结和展望

在发达国家中，预期老年人群会急速增长，例如 2000年时，≥60岁的老年人有6亿，据估计到2025年该年龄组老人将达到12亿，2050年会到20亿。该人群中最高龄人群（≥80岁）增长最快，其中约20%的最高龄人完成日常生活有极大的困难。此外，认知功能障碍是老年人相当普遍的情况，这更影响老年人独立生活的能力。痴呆的患病率随年龄增高而增加，估计影响≥30%的>80岁的人，在美国，照料每个痴呆患者的费用高达40 000美元/年。所以，发现和辨认那些有认知功能障碍危险的人，或轻度认知功能障碍的患者（如MCI，VaMCI）对预防或推延痴呆及其后果的发生和节省公共健康费用是最有前途和行之有效的手段。依靠评估心血管和卒中的危险性以及合理的处理这些危险标志是可以实现预防和推迟认知功能障碍的机遇。认知功能是预期老年人发病率和死亡率的重要指标，但是在临床实际中，却经常不被筛选作为全面心血管危险因素和靶器官病损评估的一部分。

如该指南所述，对晚年认知功能障碍和痴呆（AD和VCI）的最普通的病因的了解已有跨时代的进展。现已普遍接受多数传统的卒中危险因素也是AD和VCI的危险指标。事实上，已有AD发病机制的血管源性假说以及神经血管单元功能障碍基因在AD发病机制中作用的研究报道。因此，在造成认知功能障碍的血管性和神经变性过程中可能是几种发病机制的汇聚所致。有流行病学研究发现传统的心血管危险因素也增高了AD的危险性，其观察结果支持血管疾病和AD变性疾病发病机制共存的证据。例如，芬兰的cohort研究发现高血压、高胆固醇血症和肥胖三者一起，增加患AD的风险达6倍，就是这3个血管危险因素的任何一项，其患AD的风险也增高2倍。

先前所述流行病学的观察再附加临床前研究的发现足以使人应考虑将现有的预防重点转换至诸如共有的血管危险标志、可影响预防结果的非固有的（如体细胞和线粒体突变、晚期糖基化终末产物、促炎细胞因子）和固有的（端粒缩短、低下的神经生长因子的衰落）机械通路等更新的"上游"（upstream）目标。现在可以考虑这种可能性：AD 实际上就是 AD，但它可能是一组由不同病理生理机制造成的疾病或综合征。支持这种观点的证据是通过病理生理各异的发病机制、血管危险因素，诸如高血压、糖尿病和血脂异常症等可造成或加强 AD。另外，像该指南重点强调的临床下 CVBI、卒中和血管危险因素一样，也必需更好地了解"无症状性"脑卒中（"隐密的"脑损害，"silent" strokes）和WMLs，因为这些病变可伴有神经生理缺陷，致病 VCI 和最终表现为卒中后遗症的风险。据估计患"无症状性"脑卒中的人数远远超过有临床症状的卒中患者人数，二者比率 >9∶1，而轻型 VCI 患者比重型 VCI（即 VaD）患者的比例高近 2 倍。有隐密的脑损害（即 WMLs）患者组可能最适宜进行控制血管危险因素的概念验证（proof-of-concep）临床试验的研究。（概念验证是对某些想法的一个较短而不完整的试验，以证明其可行性，示范其原理，其目的是为了验证一些概念或理论。概念验证试验多是小样本或是不完全的，只能作为大样本规范临床试验的预试验，如药物临床试验的 I 期和 IIa 期）。

总结：该指南讨论了有关认知功能和痴呆的血管性病因的争论以及血管危险因素、动脉老化和CVBI在认知功能障碍致病作用的证据。Hachinski 早已推荐当前的行动过程，旨在提升对血管病因导致认知功能障碍和痴呆的更近一步的了解。行动过程应考虑到跨学科、向临床实用转化、双向和多向的交流和协作研究途径（Transdisciplinary, translational, and transactional approaches 的3 T 途径）的机遇，并推荐抓紧时机利用如下诸多优势：可影响认知功能障碍的多种脑疾病的共有病理生理机制、跨学科的专家意见、设计临床试验的新治疗靶点、有待开发和正在开发的卒中和AD二者的接壤关系、"危险中脑"（brain at risk）或脑在疾病诱导阶段以及系统一体化的行动策略。

为开发行动计划，需要考虑建立下列具体的研究纲要或程序以促进该领域的进展。

（1）继续发展、验证和精制对VCI患者切实可行成套组合（batteries）的认知功能检查，使其在同一和不同地理、文化和种族地区皆适用。

（2）继续跟进新的神经影像的方法学，以期确认伴随VCI的CVBI 的生物学标志和危险因素。

（3）制订附加神经放射学相关性的纵向临床病理研究。

（4）发展优厚的国家基金中心，资助那些研究CVBI和血管病因导致认知功能障碍和痴呆的跨学科、双向和多向交流和互相合作的研究中心或几个中心。

（5）中年和晚年费用/效应比率的研究以及针对关键的血管危险标志物和其对预防VCI和AD影响的正确的、有统计力度的随机对照临床试验。

（6）旨在更好了解老龄对主要动脉和神经血管单元影响的临床前和临床的研究。

（7）确定血管病因造成认知功能障碍和痴呆的新危险标志的研究。

（8）开展更多研究以期更好地了解血管性脑损害的解剖定位、严重性和范围与其不同组合结果造成的多种认知功能障碍综合征之间的相互关系，而且这些研究能同时解决共存的年龄相关的病理和认知功能储备等因素影响。这些研究规划必须包括搜寻那些能为预防和治疗VCI提供新策略的基因和其他新致病因素，这是该类研究的全部目的。在着手进行全面规范的大规模临床试验前，为测试预防策略，第一步可在具有血管危险因素和临床确诊的CVBI患者中进行初步干预研究的预试验。

当基础科学、药理学、流行病学、神经放射学和神经病理学等诸多领域取得如此之多的进展时，临床医生将会具有更好的科学依据，指导临床实际工作中遇到的如下挑战：

（1）优选神经精神检查组合和神经精神检查用于探测 VCI 和相关的认知功能障碍类型的频率。

（2）用于预防认知功能障碍，控制各种心血管危险因素的靶点和价值。

（3）应用和解释VCI 的基因和其他新的血管危险指标。

目前尚无确切的这种资料制订指南，所以，鼓励临床医生仍沿用传统的检测认知功能障碍的筛选工具（如：MoCA和MMSE）；对血管危险因素的处理可继续沿用全国性或区域性公认的指南。

最近，2011年美国AHA/ASA 发表的卒中和TIA的的一级和二级预防指南，其推荐意见虽未曾在VCI患者中特别检验过，但仍可作为VCI患者危险因素处理的有用目标。

（李　新　王纪佐）

参考文献

1. Philip B. Gorelick PB, Scuteri A, Sandra E. Black SE, et al. Vascular Contributions to Cognitive Impairment and Dementia. Stroke. 2011; 42: 2672-2713

2. Jellinger KA. Morphologic diagnosis of "vascular dementia": a critical update. *J Neurol Sci.* 2008; 270: 1–12

3. Kalaria RN, Maestre GE, Arizaga R, et al. World Federation of NeurologyDementia Research Group

Alzheimer's disease and vascular dementiain developing countries: prevalence, management, and risk factors [publishedcorrection appears in *Lancet Neurol.* 2008 7: 867]. *Lancet Neurol.* 2008; 7: 812– 826

4. Hachinski V, Iadecola C, Petersen RC, et al. National Institute of Neurological Disorders and Stroke-Canadian Stroke Network vascular cognitive impairment harmonizationstandards [published correction appears in *Stroke.* 2007; 38: 1118].*Stroke.* 2006; 37: 2220 –2241

5. Hachinski V. Preventable senility: a call for action against the vascular dementias. *Lancet.* 1992; 340: 645– 648

6. Nasreddine ZS, Phillips NA, Be´dirian V, et al. The Montreal CognitiveAssessment, MoCA: a brief screening tool for mild cognitiveimpairment. *J Am Geriatr Soc.* 2005; 53: 695– 699

7. Hachinski VC, Lassen NA, Marshall J. Multi-infarct dementia: a causeof mental deterioration in the elderly. *Lancet.* 1974; 2: 207–210

8. Schneider JA, Arvanitakis Z, Bang W, Bennett DA. Mixed brain pathologies account for most dementia cases in community-dwellingolder persons. *Neurology.* 2007; 69: 2197–2204

9. White L, Small BJ, Petrovitch H, Ross GW, Masaki K, Abbott RD, Hardman J, Davis D, Nelson J, Markesbery W. Recent clinicalpathologic research on the causes of dementia in late life: update fromthe Honolulu-Asia Aging Study. *J Geriatr Psychiatry Neurol.* 2005; 18: 224–227

10. Petrovitch H, Ross GW, Steinhorn SC, et al. AD lesions and infarcts in demented and non-demented Japanese-American men. *Ann Neurol.* 2005; 57: 98 –103

11. O'Brien JT, Erkinjuntti T, Reisberg B, et al. Vascular cognitive impairment. *LancetNeurol.* 2003; 2: 89 –98

12. Petersen RC, Smith GE, Waring SC, et al. Mild cognitive impairment: clinical characterization and outcome [publishedcorrection appears in *Arch Neurol.* 1999; 56: 760]. *Arch Neurol.*1999; 56: 303–308

13. Kawas C, Carlson M. Classification ofvascular dementia in the Cardiovascular Health Study Cognition Study.*Neurology*. 2005; 64: 1539－1547

14. Chabriat H, Joutel A, Dichgans M, et al . CADASIL. *Lancet Neurol*. 2009; 8: 643－653

15. Reed BR, Mungas DM, Kramer JH et al . Profiles of neuropsychological impairment in autopsy-defined Alzheimer's disease and cerebrovascular disease. *Brain*. 2007; 130: 731–739

16. Bennett DA, Schneider JA, Bienias JL, et al. Mild cognitive impairment is related to Alzheimer disease pathology andcerebral infarctions. *Neurology*. 2005; 64: 834–841

17. Saito Y , Murayama S. Neuropathology of mild cognitive impairment. *Neuropathology*. 2007; 27: 578－584

18. Breteler MM. Prevalence and risk factors of cerebral microbleeds: the Rotterdam Scan Study. *Neurology*. 2008; 70: 1208–1214

19. Kirsch W, McAuley G, Holshouser B, et al . Serial susceptibility weighted MRI measures brainiron and microbleeds in dementia. *J Alzheimers Dis*. 2009; 17: 599–609

20. Pendlebury ST, Rothwell PM. Prevalence, incidence, and factors associated with pre-stroke and post-stroke dementia: a systematic review and meta-analysis. *Lancet Neurol*. 2009; 8: 1006－1018

21. Hachinski V. World Stroke Day 2008: "little strokes, big trouble."*Stroke*. 2008; 39: 2407–2420

22. Hachinski V. The 2005 Thomas Willis Lecture: stroke and vascular cognitive impairment: a transdisciplinary, translational and transactionalapproach. *Stroke*. 2007; 38: 1396

23. Furie KL, Kasner SE, Adams RJ, et al. AHA/ASA. Guidelines for the prevention of stroke in patients with strokeor transient ischemic attack: a guideline for healthcare professionalsfrom the American Heart Association/American Stroke Association.*Stroke*. 2011; 42: 227–276

24. Goldstein LB, Bushnell CD, Adams RJ, et al. Guidelines for the primary prevention of stroke: aguideline for healthcare professionals from the American Heart Association/American Stroke Association [published correction appears in*Stroke*. 2011; 42: e26]. *Stroke*. 2011; 42: 517–584

25.Charidimou A, Gang Q, Werring DJ. Sporadic cerebral amyloid angiopathy revisited: recent insights into pathophysiology and clinical spectrum J Neurol Neurosurg Psychiatry 2012; 83: 124-137

26. Poels MMF, Ikram MA, Lugt VD, et al. Cerebral microbleeds are associated with worse cognitive function, The Rotterdam Scan Study Neurology 2012; 78: 326–333

27. Arvanitakis Z, Leurgans SE, Wang ZX, et al. When stopping the antiplatelet drugs stopped the 'TIAs'. Practical Neurology. 2012; 12: 36–39

第二章　VCI 的卒中的病因和分类

WHO 将卒中（Stroke）定义为："迅速发展的局限性（有时是全脑的）脑功能紊乱，持续超过 24 小时或导致死亡，除血管性病原外无其他明显原因"

WHO 定义包括缺血性和出血性卒中，但其 24 小时的限制显然是排除 TIA 在卒中之外。但临床实际上，习惯称谓的卒中就是急性发病的脑血管病，包括脑 TIA，如世界卒中日宣言即称作暂时性卒中。

脑血管疾病按 WHO 的定义应分类为卒中（stroke）和暂时缺血发作（TIA）。卒中习惯分为缺血性卒中和出血性卒中两大类。TIA 按受累解剖部位传统分为脑 TIA 和视网膜 TIA，最近组织基础的 TIA 定义又添加脊髓型 TIA。神经科临床最常见的是脑 TIA，实际工作中简称做 TIA。晚近发现 TIA 和小卒中有同样的临床意义，故合并称之为 TIA/小卒中。卒中和认知功能障碍和痴呆的因果关系已明确，TIA/小卒中和认知功能障碍的关系最近也受到应有的重视和肯定。本章节将 VCI 的病因分为由于卒中和由于 TIA/小卒中予以介绍。

第一节　卒中作为 VCI 病因学和分类

VCI 的病因：新定义 VCI 是包括所有严重程度和所有病因的脑血管疾病造成的认知功能障碍和痴呆，但新指南重点只集中临床常见的脑血管类型，侧重脑缺血的大动脉粥样硬化和小血管病，而对其他类型的脑血管病所谈甚少，诸如蛛网膜下隙出血、颅内静脉窦栓塞、动静脉畸形，又如国人常见的 moyamoya 综合征、takayasu 病等。另外，其所引用的脑血管病资料几乎都是 WHO 定义的"卒中"，而忽略 TIA 和认知功能障碍的直接和间接关系以及其是脑血管病致病认知功能障碍的最佳治疗和预防时机。故在此章节介绍"卒中的病因和新分类"，以及"TIA/小卒中"，并辅以卒中日宣言以强调脑血管病（包括卒中和 TIA/小卒中）是可治和可预防的，旨在提高对脑血管病的认识并付诸于实践以及强调重在预防，预防不只是预防再发卒中和其他血管性事件的发生，也要预防认知功能障碍的发生、发展和治疗。

第二节　国际卒中的新分类和
卒中亚型——ASCO 分类方法

卒中是多病因疾病，现已知有 150 多种病因。临床实践中有 30%～40% 的患者病因仍不明，被称作隐源性卒中，另外，多数患者为多种病因合并，这都给卒中分类带来困难。目前尚无国际统一的卒中分类系统，且现有的卒中分类只限于缺血性卒中，2009

年国际 6 国提出一新的卒中分类系统，在传统卒中分类的骨架上，基于现代卒中病种和发病机制新认识以及新近的诊断手段和诊断标准，提出一包括缺血性和出血性卒中的分类系统，简介如下。

目前常用的卒中分类有：

- NINDS（the National Institute of Neurological Disorders and Stroke）.
- TOAST（Trial of ORG 10172 in Acute Stroke Treatment Subtype Classification）.
- GENIC（the Lausanne Stroke Registry and the Etude du profil Genetique de l'Infarctus Cerebral study ）.
- Lausanne Stroke Registry.
- OCSP classification（Oxfordshire Community Stroke Project）.

以上各种分类皆有其优缺点，且不同分类侧重不同的研究目的。 其中以 1993 年的 TOAST 是最常用和被广泛接受的缺血性卒中的病因分类（表 2-2-1）。

表 2-2-1　TOAST 急性缺血性卒中亚型分类

大动脉粥样硬化（栓子/血栓形成）
心源性栓塞（高度危险/中度危险）
小血管闭塞（腔隙）
其他能确定病原的卒中
不能确定病原的卒中
（1）2 个或更多确定的病因
（2）检查结果阴性
（3）检查不完全

附：按辅助检查结果分为"可能"，"可疑"，后修改版增添" 明确"

其后，对卒中发病机制认识、检查技术和新病种的发现，对 TOAST 做过多次修改，如 SSS-TOAST 和 CCS，但皆未能有突破性的改观。更重要的是以前的分类皆不包括出血性卒中；且只是在多种可能的病因中选择 1 个最可能的病因。另外，不同国家和单位使用自己惯用的分类，对解释和交流造成困难。

【新卒中分类系统】

一、新卒中分类的原则

（1）卒中分类应包括缺血性和出血性卒中。

（2）卒中分类应包括出血性卒中（脑实质内出血和蛛网膜下隙出血）、脑静脉血栓形成和脊髓卒中）。

（3）缺血性卒中仍需以 TOAST 的 4 个主要病原类型为基础分成：大动脉粥样硬化血栓形成、心源性栓子、小血管疾病和其他原因。

（4）分类要求必须查清最可能的病原，病因可能是 1 个或多个。

（5）绝不能忽略混合并存的显型证据（如在严重症状性动脉粥样硬化狭窄患者的小血管病的证据）。

（6）卒中分类必须基于患者的病史，体格检查（不只神经系统）和及时的实验室诊断性检查。

（7）卒中分类能遵循日常临床实践和用于指导临床实践；且能用于临床研究，如基因分析以及临床试验和荟萃分析；流行病学调查等多种用途。

（8）卒中的的分类需遵循历史的传统，反映现代的进展，且为将来发展预留空间。

二、卒中的新分类系统

2009 年由法国、美国、瑞士、澳大利亚和德国提出的国际卒中新分类基本能满足上述需要，兹简介、解析和评论如下。

（一）卒中亚型的新分类 （表 2-2-2）

表 2-2-2　卒中亚型的新分类

一、缺血性（ischemic）
1.动脉粥样硬化血栓形成 （atherothrombotic）
（1）颅外（extracranial）
（2）颅内（intracranial）
2.小血管病（散发性）[small vessel disease （sporadic）]
3.心源性栓子（cardiac emboli）
4.其他原因（other causes）
（1）夹层动脉瘤（dissection）
（2）罕见或遗传性大或中等动脉疾病 （如 moyamoya病，纤维肌肉发育不良）[rare or hereditary large- or medium-sized artery disease（e.g. moya-moya disease，fibromuscular dysplasia）]
（3）罕见或遗传性小血管病， （rare or hereditary small vessel disease）如 CADASIL
（4）血凝障碍疾病（coagulopathy）
（5）代谢性疾病 合并的动脉疾病（metabolic disease with arteriopathy）如 Fabry病
（6）血管炎 （vasculitis）
（7）其他罕见的病种 （other rare entities）
5.共存病因（ coexisting causes）
6.病因不清（unknown）
7.不能分类（unclassifiable）
二、出血性（hemorrhagic）
1.高血压相关的小血管病（出血性）[hypertension-related small vessel disease （hemorrhagic type）]
2.脑淀粉样血管病（cerebral amyloid angiopathy）
（1）散发性（sporadic）
（2）遗传性（hereditary）
3.出血体质（bleeding diathesis）
（1）降低凝血的药物（drugs that decrease clotting）
（2）其他止血或血液疾病（other hemostatic or hematologic disorders）
4.血管畸形（vascular malformation）
（1）动静脉畸形（arteriovenous malformation）
（2）硬膜瘘（dural fistula）
（3）破裂的动脉瘤（ruptured aneurysm）
（4）海绵状血管瘤（cavernoma）
1）散发性（sporadic）
2）家族性（familial）
5.其他原因（other causes）
（1）肿瘤相关（tumor related）
（2）中毒（如拟神经交感药，可卡因）[toxic （e.g. sympathomimetic drugs，cocaine）]
（3）外伤（trauma）
（4）动脉炎，血管炎，心内膜炎（破裂的霉菌性动脉瘤）[arteritis, angiitis, endocarditis （ruptured

mycotic aneurysm），infections]

（5）罕见的病种　（如颅内夹层动脉瘤）[rare entities（e.g. dissection of intracranial arteries）]

6.共存病因（coexisting cause）

7.病因不清（unknown）

8.不能分类（unclassifiable）

三、蛛网膜下隙出血（subarachnoid hemorrhage，SAH）

1.SAH因动脉瘤破裂（with aneurysm）

2.SAH因夹层动脉瘤（with dissection）

3.外伤性SAH（traumatic）

4.新生物，如黑色素瘤 [neoplastic（melanoma）]

5.原因不清（unknown）

四、脑静脉血栓形成（cerebral venous thrombosis）

五、脊髓卒中（spinal cord stroke）

1.缺血性（ischemic）

2.出血性（hemorrhagic）

（1）因动静脉畸形（associated with arteriovenous malformation）

（2）因凝血疾病（associated with coagulopathy）

（二）卒中分类必需的最低诊断评价要求（表2-2-3）

表2-2-3　卒中分类必需的最低诊断评价要求

1.评价主要血管危险因素：血压或慢性服用降压药物、血脂、吸烟（包括停止吸烟6个月内者）、糖尿病、体重、腰围、体力运动或久坐生活方式、血管病家族史、冠心病治疗史、急性冠脉综合征或心肌梗死史和心房纤颤个人史

2.血液检查：血球容积、血小板、红细胞和白细胞计数、凝血酶原时间

3.心电图

4.评价颅外动脉（颈动脉超声检查或MRA，或CT动脉造影或X线动脉造影）

评价颅内动脉（经颅Doppler和/或MRA和/或CT动脉造影和/或X线动脉造影和/或高分辨率的MRI）

5.特殊病原的检查：

6.怀疑心内膜炎需紧急血培养和综合超声心动检查

（1）怀疑主动脉夹层动脉瘤需紧急胸部CT或TEE（经食道超声心动图）

（2）怀疑脑动脉夹层动脉瘤应由有经验者的超声检查、MRA或X线动脉造影、和轴切面的脂肪饱和MRI以发现动脉壁血肿。检查必需在症状开始后15天内进行，因夹层动脉瘤可自发消散，致使动脉壁上的血肿消失

（三）何时和如何做特殊检查

1.何时和如何检查心室和心壁

（1）怀疑心内血栓。

（2）可能心内肿物。

（3）寻找心内膜炎，细菌性或非细菌性。

（4）寻找运动不能性或动脉瘤性心室。

（5）人工瓣膜或临床怀疑瓣膜疾病。

（6）寻找心肌内膜纤维化。

（7）诊断工具包括经胸或经食道超声心动图，心 CT 或心 MRI。

2.何时和如何检查主动脉

（1）当病因不明时胸主动脉必须检查（患者不分在 1.1 到 1.5 或在 1.6 组）。

（2）TEE（经食道超声心动图）是金标准；CTA 和高分辨度的 MRI 仍在研究中。

（3）TEE 必须由训练有素检查者完成，特别注意主动脉的粥样斑。

3.何时 TEE 必须检查

（1）当需要评价左右心房时。

（2）当寻找心房间隔动脉瘤时。

（3）当需要评价胸主动脉时。

（4）除 TEE 外，心 CT 或 MRI 也常有助于研究心脏的病理。

4.何时和如何必须考虑冠状动脉疾病

（1）具有高危冠状动脉病患者，如胸痛病史，糖尿病，或证实有脑动脉粥样硬化。

（2）运动 T1-201 or 双嘧达莫心肌闪烁扫描。

（3）CT 冠状动脉造影有待评价（coronary angiography is still under evaluation）。

（4）X-线冠状动脉血管造影的指证是心肌闪烁扫描阳性和急性冠状动脉综合征的患者。

5.心房节律不整应如何精确的检查

（1）卒中急性期应使用检测器连续监测，有条件最好使用遥控检测器。

（2）心悸患者应用 Holter 监测。

（3）评价心房易损性只用作研究目的。

（4）不明原因的年轻卒中患者（1.6 组）。

（5）怀疑肿瘤相关的血栓形成倾向患者。

（6）并发深部静脉血栓形成或肺栓塞患者。

（7）心房纤颤患者复发脑栓塞，若应用抗凝治疗，INR 在正常治疗范围时。

6.何时寻找其他病因

（1）快速排除大动脉粥样硬化，心源性栓塞和小血管疾病后。

（2）患者具有不常见的临床表现，如发烧、系统性炎症，其他器官的累及（如胸膜炎，脾肿大，肾脏累及，眼色素膜炎），脑膜炎和癫痫。

7.诊断评价应如何快速完成

（1）夹层动脉瘤拖延评价，其结果可能正常，因此患者被错误分类为病因不明。若此患者发现有 PFO（卵圆孔未闭）或抗磷脂抗体浓度为 40GPL 单位则将被误诊和误导不适当的长期治疗。

举例如下：

32 岁，女性，晨 5 点发现右侧全瘫，脑 CT 发现左半球梗死的影像学早期征象。8 点半颈动脉超声显示左颈内动脉闭塞。9 点，TEE 显示大血凝块在主动脉弓的左颈总动脉水平移动。48 小时后复查 TEE，主动脉弓正常，无血凝块残存。

（2）该患者说明快速评价的重要性。如若该患者首次 TEE 是在 8 天后完成，多数医生会错误结论 PFO 是其病因，而采取手术治疗。

（3）无论年轻还是老年卒中患者，只要病因不明时，应尽一切努力和尽快地完成全面的心脏评价，绝不能迟于卒中发病后 3～8 天。

三、卒中亚型新分类系统的解析

（1）卒中亚型新分类系统的一级分类按"脑实质病变"的性质（出血或缺血性）和出血的部位将卒中分成：①缺血性卒中；②出血性卒中；③蛛网膜下隙出血；④脑静

脉血栓形成；⑤脊髓卒中 5 大类，其中脊髓卒中为传统卒中分类所忽略的，但和最近（2009）组织基础的 TIA 定义包括脊髓 TIA 相一致。

（2）卒中亚型新分类系统的 2～4 级分类是卒中"血管病理病原的分类"，如缺血性卒中的 2 级分类为 1.1. 动脉粥样化血栓形成 （Atherothrombotic）以及出血性卒中的 2 级分类为 2.1. 高血压相关的小血管病（出血型）[hypertension-related small vessel disease（hemorrhagic type）] 和 2.2. 脑淀粉样血管病（Cerebral amyloid angiopathy）均为卒中的"病原分类"。

【缺血性卒中亚型–ASCO（表型）分类】

一、卒中亚型的新分类方法–ASCO（表型）分类

新的国际缺血性卒中亚型分类法，旨在介绍完整的"卒中表型"分类的新观念，该分类是包括卒中的病因和存在的所有病因相关的疾病，并将所有病因疾病按检查试验和诊断标准，将其病理致病可能性程度分成 3 级，这和 TOAST 等过去缺血卒中亚型分类只应用卒中最可能的病因分类不同。卒中亚型的新分类方法分两步。

（一）第一步（卒中表型）

该表型基础的分类是应用患者存在的所有可能病因 A-S-C-O 的 4 个表型对病因进行分类的（表 2-2-4）。

表 2-2-4　卒中 4 个表型的病因分类

A = 动脉粥样硬化	A = atherosclerosis,
S = 小血管病	S = small vessel disease,
C = 心源性病因	C = cardiac source,
O = 其他病因	O = other cause

（二）第二步（表 2-2-5）

表 2-2-5　卒中致病病因级别的根据

病理致病病因级别	《根据→》	诊断证据水平
1 ＝现症卒中明确潜在病因	A（强）＝直接由金标准的诊断试验或诊断标准所证实	
2 ＝病因不肯定，	B（差）＝ 间接的或敏感性低或特异性差的诊断试验或诊断标准所证实	
3 ＝可能不是现症卒中的直接病因	C （弱）＝缺乏特异性诊断试验或诊断标准	

附：无致病疾病存在分级为0，诊断检查不足和患者不能分级者分级为9。

（1）卒中表型致病病因严重程度的分级：4 个表型再按其致病病因严重程度分为 1，2 或 3 三级（表 2-2-6）：

表 2-2-6　卒中表型致病病因严重程度的分级

1 = 现症卒中的明确潜在病因，
2 = 病因不肯定，
3 = 可能不是现症卒中的直接病因。
0 = 当某项表型完全缺如，
9 = 由于检查不够而不能分级。

举例：如某卒中患者查出有病变同侧症状性颈动脉狭窄达 70%，同时 MRI 检查发

现白质稀疏、心房纤颤和血小板计数 $700 \times 10^9/mm^3$，该患者就分类为 A1-S3-C1-O3；若该患者未作脑 MRI 检查，ECG 和超声心动检查正常则应分类为 A1-S9-C0-O3。图 2-2-1 示该患者病原诊断 A1-S3-C1-O3（左图为原文图，右图为修改图，能更好显示 A1-S3-C1-O3 的涵义）。

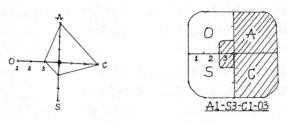

图 2-2-1　卒中致病病因级别示意图

（2）卒中表型致病严重程度分级的基础（诊断证据级别）：该分类还介绍"诊断证据级别"，作为 4 个表型严重程度三级分级的基础，得以使该卒中病因分型的评价更加完善、高质量和及时（表 2-2-7）。

表 2-2-7　诊断证据级别分为　A，B，C 三级

A（强）	= 直接由金标准的诊断试验或诊断标准所证实
B（差）	= 间接的或敏感性低或特异性差的诊断试验或诊断标准所证实
C（弱）	= 证据微弱，缺乏特异性诊断试验或诊断标准

（三）卒中病理（显型）致病病因严重程度的分级的诊断标准

详见表 2-2-8：

表 2-2-8　病理（显型）级别[Grades of pathology（phenotyping）]

动脉粥样化血栓形成的级别（A）

　　1 级（现症卒中的明确潜在病因）：动脉粥样化血栓形成卒中的定义

　　（a）患者的供应缺血区颅内或颅外动脉有 70%～99% 动脉粥样硬化狭窄，依据的诊断证据级别为"强－A"或"差－B"。

　　（b）患者的供应缺血区颅内或颅外动脉有 <70% 动脉粥样硬化狭窄，但动脉腔附有血栓，依据的诊断证据级别为"强"或"差"。

　　（c）主动脉弓内有移动性血栓；

　　（d）供应缺血区的颅内或颅外动脉粥样硬化性梗阻的影像学证据

　　2 级（病因不肯定）

　　（a）患者的供应缺血区颅内或颅外动脉有 70%～99% 动脉粥样硬化狭窄，依据的诊断证据级别为"弱－C"。

　　（b）患者的供应缺血区颅内或颅外动脉有 <70% 动脉粥样硬化狭窄，但动脉腔附有血栓，依据的诊断证据级别为"弱-C"。

　　（c）主动脉弓斑块厚度 >4mm，无移动性血栓成分

　　3 级（不是直接病因，但疾病存在）：

　　（a）颈动脉或椎动脉存有斑块，但无狭窄

　　（b）主动脉弓斑块 <4mm

　　（c）脑梗死的对侧的动脉或对侧的前或后循环存有任何程度的狭窄

　　（d）心肌梗死或冠状动脉搭桥术或周围动脉疾病的历史

小血管疾病的级别（S）

1 级（现症卒中的明确潜在病因）：

存有：

（a）深穿支动脉卒中：MRI 或 CT 存有血运领域和症状相符的小的深部梗死，直径＜15mm；或

（b）位于现症卒中不同血运领域的 1 个或几个陈旧的或无症状的腔隙梗死

（c）MRI 或 CT 的白质稀疏（LA），MRI 的微出血（T_2*），MRI 的血管周围间隙扩大（MRI 或 CT）

（d）最近反复相似的 TIAs 发作发生在脑梗死前 1 个月之内，是其后同血运领域的脑梗死的病因（预期出现腔隙卒中的可能性从 57%增至 80%，故支持诊断）

2 级（病因不肯定）

（a）单个深穿支动脉卒中

（b）临床综合征提示深穿支动脉卒中，但无 MRI/CT 卒中的证据（提示深穿支卒中的临床综合征是指"典型腔隙综合征"：即运动轻偏瘫、纯感觉综合征、轻偏瘫共济失调、构音障碍-手笨拙综合征和感觉运动综合征； 或其他"非腔隙"临床综合征，例如半侧舞蹈，半侧投掷。孤立的构音障碍等）

3 级（不是直接病因，但疾病存在）

在非现症卒中的血运领域发现有 MRI /CT 的白质稀疏（LA），和/或 MRI 的微出血（T_2*），和/或血管周围间隙扩大（MRI/CT），和或 1 个到几个腔隙梗死（隐性或陈旧）

心源性栓塞级别（C）

1 级（现症卒中的明确潜在病因）

心源性栓塞卒中示范

（1）二尖瓣狭窄

（2）人工心脏瓣膜

（3）4 周内的心肌梗死

（4）左心腔的附壁血栓

（5）左心室的动脉瘤

（6）持续或暂时性心房纤颤或心房扑动的病史，有或无自发性超声对照信号（spontaneous echo contrast）或左心房血栓

（7）病窦综合征

（8）扩张性心肌病

（9）射血分数 ＜35%

（10）心内膜炎

（11）心内肿物

（12）PFO 加原位血栓形成

（13）PFO 加 脑梗死前肺栓塞或深静脉栓塞

2 级（病因不肯定）

（1）PFO 和心房间隔动脉瘤

（2）PFO 和同时发生的肺栓塞或深静脉栓塞（非先序现症卒中）

（3）自发性超声对照信号（Spontaneous echo contrast）

（4）左心室尖运动不能和射血分数损害（但>35%）

（5）仅病史提示心肌梗死或心悸和多次反复发作的脑梗死（半球双侧或前后循环）

（6）仅腹部 MRI/CT 提示或尸检证实存有系统梗死（肾、脾、肠系膜）或下肢栓塞

3 级（不是直接病因，但疾病存在）

下列异常之一：PFO，心房间隔动脉瘤，腱索和二尖瓣环钙化，钙化主动脉瓣，左心室非尖部运动不能

其他卒中病因级别（O）

1 级（现症卒中的明确潜在病因）

（1）动脉夹层动脉瘤，依据 A 或 B 级证据

（2）动脉扩张延长症伴复杂性动脉瘤

（3）真性红血球增多症，血小板增多>800×10^9/L

（4）红斑性狼疮

（5）弥散性血管内凝血

（6）符合抗磷脂抗体综合征的诊断标准

（7）Fabry 病

（8）并发于脑膜炎

（9）镰状细胞病

（10）动脉瘤破裂伴有或无脑梗死供血领域的血管痉挛

（11）纯合子同型半胱氨酸尿症

2 级（病因不肯定）

（1）夹层动脉瘤，依据 C 级证据诊断的（仅由病史提示或临床综合征，即孤立的急性痛性 Horner 氏综合征，或先前夹层动脉瘤的病史）；

（2）肌纤维发育不良

3 级（不是直接病因，但疾病存在）

（1）动脉扭结或扩张延长，无复杂性动脉瘤或折叠

（2）动静脉畸形或囊状动脉瘤

（3）血小板增多 $>450\times10^9/L$ 与 $<800\times10^9/L$

（4）抗磷脂抗体 <100 GPL 单位

（5）轻型高同型半胱氨酸血症杂合子

（四）诊断证据水平的级别标准和定义（表 2-2-9）

诊断证据水平：包括 5 项：动脉狭窄、心源性疾病、小动脉疾病、夹层动脉瘤和其他卒中病因。除给出 ABC 3 级诊断证据水平外，且给出排除标准，其中小动脉疾病，只给出排除标准。

表 2-2-9　诊断证据水平（Levels of diagnostic evidence）

动脉狭窄（Arterial stenosis）的 3 级诊断水平

A 级水平（金标准的诊断试验或诊断标准证实的）

– 动脉壁动脉粥样硬化病变的尸检病理学证据

– X 光动脉造影，或高分辨度的 MRI 或合并 MRA 和 Duplex 超声证实颈内动脉起源的颅内动脉狭窄和其造成的脑卒中

B 级水平

–仅由下列诊断试验之一证实：Duplex，TCD，CTA 或 MRA

C 级水平

–仅颈动脉杂音

–低血流网膜病

–连续波 Doppler；证实有额—眶动脉反流

–肱动脉两侧血压不对称（锁骨下或无名动脉狭窄）

动脉狭窄的排除标准

–颅外动脉狭窄的排除：1 个或几个下列诊断试验的结果阴性：Duplex，CTA，MRA，XRA

–颅内动脉狭窄的排除：1 个或几个下列诊断试验的结果阴性：Duplex，CTA，MRA，XRA

–主动脉弓粥样斑块的排除：TEE 特别评价主动脉弓（心脏检查结束前向后拉探头，反时针方向旋转探头，耐心从容的检查主动脉弓）

小血管疾病卒中（Small vessel disease stroke）的排除诊断

–排除小血管疾病卒中的标准：阴性 MRI （T_2，FLAIR，GRE，DWI）和没有适当的临床综合征提示深穿支动脉卒中

心源性疾病（Cardiac disease）的 3 级诊断水平

A 级水平（金标准的诊断试验或诊断标准证实的）

– TEE 为检查：瓣膜疾病，心房和主动脉血栓，心房肿瘤或心内膜炎

– TTE 为检查：左心室壁血栓或心肌内膜纤维化

–心超速CT或MRI为检查某些心脏病理改变（心内血栓，肿物，心肌内膜纤维化）

–病理学检查（心源性栓塞的尸检证据）

– ECG 检查证实心房纤颤

–合并ECG和生物标志（肌钙蛋白）证实心肌梗死或病理学证实（心肌梗死的尸检证据）

B 级水平

–临床听诊为诊断瓣膜疾病

心源性栓塞的排除标准

最低标准是阴性 ECG 和心脏病医生的听诊

最高标准是阴性的 ECG/遥感监测/HolterECG 和阴性的 TEE，阴性的心 CT/MRI，阴性腹部 CT/MRI（寻找陈旧或并发的膈肌下内脏梗死）

PFO 排除的最好检查技术：

Valsalva 动作法同时微泡注射（Microbubble injections with Valsalva maneuver）

大脑中动脉用 TCD 评价或 TTE（经胸超声）（TTE 一般比 TEE 能更好地完成 Valsalva 动作）

在 TTE/TEE 皆阴性的情况下，如若仍怀疑用于研究微泡横过的技术质量有问题，则 TCD 检查能予以肯定：该两项检查阴性结果是排除 PFO 的金标准。

夹层动脉瘤（Arterial dissection）的 3 级诊断水平

A 级水平

–动脉壁内的壁血肿证据是：轴位T_1-MRI或病理（尸检证据）；有时CT或TOF-MRA也能显示壁血肿

B 级水平

–存有内腔狭窄：X线动脉造影显示典型的长段狭窄超越颈动脉分叉或达到V_2，V_3 or V_4节段或由duplex超声或只用CTA/MRA证实

C 级水平：

–仅由病史提示或临床综合征（孤立的急性痛性 Horner 综合征）

–仅过去的夹层动脉瘤病史

夹层动脉瘤的排除标准：最好的检查技术（当考虑 PFO 或其他微弱病原时的关键）

–在适当时间窗（一般卒中发病 15 天内），在轴位 T_1-FatSat-MRI 或 X 线动脉造影或病理（尸检证据）无夹层动脉瘤的证据。注意：早期 MRI 评价可能阴性，其后随访复查即可阳性

其他卒中病因（O）的诊断

排除其他卒中病因的标准：脑脊液检查，完全的血凝试验，脑动脉影像学和心脏影像学皆阴性时以及遗传病的家族史，阳性的生物学标志（ESR，C-反应蛋白），血液学试验（血小板、白细胞、嗜伊红细胞计数、红细胞压积）

二、A–S–C–O 卒中亚型分类的解析

1.卒中亚型–ASCO（表型）分类法　主要适用于缺血性卒中，出血性卒中亚型不按A-S-C-O 分类故不适用

2.A–S–C–O 卒中亚型分类　只是卒中的病原分类诊断，不是卒中的"临床诊断"，它只相当于临床诊断的"定性诊断"

举例如下：

患者突发右侧偏瘫和失语，CT 和 MRI 显示大脑中动脉领域大面积急性脑梗死。Duplex 显示梗死同侧颈动脉狭窄75%，MRI 显示白质稀疏，EKG 和听诊显示心房纤颤，血小板偏高（$700×10^9$/L），A-S-C-O 分类为 A1-S3-C1-O3，结论为：

（1）该患者脑梗死病原是多病因，主要病因为大动脉粥样硬化和心房纤颤，而LA 和血小板偏高和病因关系微弱。

（2）该患者的临床诊断为：急性领域性脑梗死。

1）解剖学诊断（定位）：①动脉系：大脑中动脉领域；②脑解剖：数目（多发性），大小。

2）病原学诊断（定性）：大动脉粥样硬化+心源性（A1- S3-C1-O3）。

3）功能诊断：病情严重程度诊断（神经功能-NIHSS；生活质量——基本和器械）；

4）预后估价：近期，远期。

3.新卒中亚型分类系统和 ASCO 病因亚型分类法　适用于多种临床和研究目的，除临床诊断外，还适用于荟萃分析、基因学研究、临床药物试验和流行病学研究等目的

4.新卒中分类系统有待循证医学基础的评价　卒中病原分类的证据性的提高有待病理学等研究的进展

（李　新　王纪佐）

主要参考文献

1 Mohr JP，Caplan LR，Melski JW，et ：The Harvard Cooperative Stroke Registry：a prospective registry. Neurology 1978；28：754–762

2 Sacco RL，Ellenberg JH，Mohr JP，et al：Infarcts of undetermined cause：the NINCDS Stroke Data Bank. Ann Neurol 1989；25：382–390

3 Bamford J，Sandercock PA，Dennis MS，et al. Classification and natural history of clinically identifiable subtypes of brain infarction. Lancet 1991；337：1521–1526

4 Lindley RI，Warlow CP，Wardlaw JM，et al：Interobserver reliability of a clinical classification of acute cerebral infarction. Stroke 1993；24：1801–1804

5 Adams HP，Bendixen BH，Kappelle LJ，et al ：Classification of subtype of acute ischemic stroke：definitions for use in a multicenter clinical trial. Stroke 1993； 24：35–41.

6 Landau WM，Nassief A：Time to burn the TOAST. Stroke 2005； 36：902–904

7 Amarenco P：Patent foramen ovale and stroke：smoking gun or guilty by association? Heart 2005；91：441–443

8. Goldstein LB，Jones MR，Matchar DB，et al. Improving the reliability of stroke subgroup classification using the Trial of Org 10172 in Acute Stroke Treatment（TOAST）criteria. Stroke 2001；32：1091–1097

9 Ay H，Furie KL，Singhal A，et al：An evidencebased causative classification system for acute ischemic stroke. Ann Neurol 2005；58：688–697

10 Bogousslavsky J，Van Melle G，Regli F：The Lausanne Stroke Registry：analysis of 1，000 consecutive patients with first stroke. Stroke 1988；19：1083–1092

11 Touboul PJ，Elbaz A，Koller C，et sl. GENIC Investigators：Common carotid artery intima-media thickness and ischemic stroke subtypes：the GENIC case-control study. Circulation 2000；102：313–318

12 Klein IF，Lavallee PC，Schouman-Claeys E，et al. High-resolution MRI identifies basilar artery plaques in paramedian pontine infarct. Neurology 2005；64：551– 552

13 Klein IF，Lavallee PC，Touboul PJ，et al. In vivo human middle cerebral artery wall imaging using high-resolution magnetic resonance imaging. Neurology 2006；67：327–329

14 Amarenco P，Bogousslavsky J，Caplan LR，et al：Classification of stroke subtypes. Cerebrovascular Dis 2009；27：493–501

15 Amarenco P，Bogousslavsky J，Caplan LR，et al. New Approach to Stroke Subtyping：The A-S-C-O（Phenotypic） Classification of Stroke. Cerebrovasc Dis 2009；27：502–508

第三章 VCI 的病因——TIA/小卒中

短暂性缺血发作（Transient Ischemic Attacks，TIAs）是假良性中枢神经系统（CNS）血管性疾病，其病原的病理病变和发病机制处于不稳定状态，所以具有早期复发卒中的高度危险，临床虽只表现为一过性神经功能障碍，且不遗留任何功能残废，但其是近期复发残废性卒中的预警信号。TIA 更是卒中二级预防的最佳时机。小卒中（minor stroke）或小缺血性卒中（Minor Ischemic Stroke，MIS），一般指 NIHSS 评分≤3 分，不造成明显神经功能缺损的卒中，和 TIA 具有相同的临床意义。TIA/MIS 已被等同对待和广泛并列用于临床实践和临床研究。

过去 TIA/MIS 的研究主要侧重在复发重症卒中的危险性，只强调其神经科躯体局限性体征的消减和复发，而忽略 TIA/MIS 急性期和其后发生的非局限性的认知功能障碍和痴呆。新 VCI 指南中也无 TIA 和认知关系的叙述，故在此章节中予以介绍。

最近研究证实，在 TIA/MIS 急性期，患者可出现暂时性认知功能障碍（Transient Cognitive Impairment，TCI），TCI 可于局限性神经症状消失后仍持续存在；TCI 更将增高日后出现认知功能障碍和痴呆的危险性，或增加或恶化已存 VCI 和 AD 的认知功能缺陷。

TIA/MIS 是多病因的 CNS 血管性疾病，TIA/MIS 患者具有不同的病理生理的发病机制、临床表现和预后，要求个体化处理。

第一节 TIA 和小卒中的定义

一、TIA 定义

TIA 虽属缺血性脑血管病的亚型，但不包括在 WHO 定义的卒中（stroke）亚型中，WHO 将"卒中"定义为"快速发展的局限性（有时为全脑）脑功能紊乱，持续 24 小时以上，或导致死亡，除血管病原外无其他明显的病因"。TIA 按受累解剖部位再分为脑 TIA（前后循环）、视网膜 TIA（一过性黑矇）和脊髓 TIA 三类。神经科常见的为脑 TIA，特别是前循环 TIA。

（一）TIA 定义的进展

1.时间—基础传统的定义 "短暂性缺血发作是突发的局限性神经功能缺损，持续少于 24 小时，推测为缺血性的病原，缺血局限于特定动脉供应的脑或眼的区域"。同时，定义症状持续 1 天到 3 周为"RIND"（可逆性缺血性神经功能缺损。此后，TIA 的具体提法虽有变动，但仍以 24 小时时限定义。这也和 WHO 定义的卒中相吻合。

传统定义是在临床使用 CT 和 MRI 等现代诊断手段前提出和使用的，它起到应有的历史价值。TIA 持续时程限定为< 24 小时将误导伴有脑梗死 TIA 患者，并推延和延误有效治疗时机。19 世纪 50 年代和 60 年代初，我国使用"脑血管痉挛"定义短暂性脑缺血

发作，而使用血管扩张制剂治疗，现皆已废用。

2.组织-基础的定义

（1）2002 年 TIA 的新定义：短暂性缺血发作是局灶性脑或视网膜缺血造成的短暂的神经功能缺损的发作，临床症状"典型"的持续时间少于 1 小时，无任何脑梗死的证据。

（2）2009 年 TIA 新组织基础定义：TIA 是暂时性神经功能缺损的发作，病因是局限性脑、脊髓或视网膜缺血所致，无急性梗死发现。特点是取消人为的"典型"时间限定以及增加脊髓 TIA，从而将脑 TIA 改为 CNS-TIA，这和 2009 年国际新的卒中分类系统，将脊髓卒中和缺血性和出血性卒中并列为卒中的亚型相得益彰。修订的标准把 TIA 看作是无组织损害的一病理生理病种，和心绞痛相对应（表 2-3-1）。

表 2-3-1 TIA 时间－基础和组织－基础定义的不同

时间－基础的定义	组织－基础的定义
1.基于人为的 24 小时的时限	基于有或无生物学的终点
2.提示暂时缺血的症状是良性的	提示暂时性缺血的症状可造成持久的脑损害
3.倡导按时间过程为基础的诊断，而不是按病理生理学的角度诊断	鼓励使用神经诊断学的手段检查，以确定脑损害和其病因
4.促进对急性脑缺血的干预或诊治	使急性脑缺血能得到快速的干预或诊治
5.不准确的预估存在脑缺血性损害与否	能更准确的反映有无脑缺血性损害与否
6.与"心绞痛和心肌梗死的区别"不同	与"心绞痛和心肌梗死的区别"一致

（二）新定义 TIA 的优点和存在的问题

1.TIA 组织—基础定义的优点

2.新 TIA 组织-基础定义存在的问题

（1）应用 TIA 新定义后，致使传统 TIA 定义的临床或临床研究资料的参考和对比困难。如发病率和患病率以及临床表现和治疗结果等将无法直接和先前的资料相比。

（2）TIA 组织-基础定义势必需更改"卒中的定义"的定义：

过去和<24 小时 TIA 定义相呼应的 >24 小时的脑梗死（缺血性卒中）定义更改势在必行，现建议的脑梗死组织基础定义为：脑梗死是脑或视网膜细胞由于长时间缺血造成的死亡，其包括神经病理的"完全性"和不完全性梗死；临床上包括症状性或无症状性梗死。

（3）初诊医生在不能立即做影像学检查，特别是 MRI（DWI）；或影像学难以发现的脑梗死（如小的延髓外侧梗死），或检查时间过早等情况使诊断 TIA 困难。有建议使用"急性神经血管综合征"（acute neurovascular syndrome）定义。

（4）人群流行病学调查，多只靠问卷等形式，无法全部得到影像学支持的组织-基础诊断资料，故有应用"卒中相关症状"（stroke-related symptoms）分类这组患者，其发生率高达 17.8%。

（5）定义"无急性脑梗死发现"：忽略 MRI 发现的并存脑缺血性病损，特别是无急性症状的散发性小血管病损（LA、无症状腔隙梗死、微出血、血管周围间隙扩大），转移对这些无急性症状血管病损和 TIA 一起综合造成的脑功能损害的注意，如认知功能障碍。

（6）脊髓 TIA 和脑 TIA，在血运供应、病原和发病机制、临床表现、诊断和处理差别悬殊；特别是现有的脑 TIA 的临床和试验研究都不包括脊髓 TIA，所以，应区别对待。

（7）有待诊断脑梗死的高敏感和高特异性的生物学标志出现。

二、"小卒中"（minor stroke）或小缺血性卒中（minor Ischemic Stroke，MIS）的定义

（一）小卒中常用和共识的定义

NIHSS≤3，或 NIHSS<4 的定义已被广泛用于 TIA/MIS 的临床研究和为指南所推荐。

（二）曾使用过的小卒中定义

A　每项 NIHSS 评分皆≤1 和神智正常。

B　腔隙样综合征。

C　运动缺陷有或无感觉缺陷。

D　NIHSS≤9，不包括失语、忽视或意识低下患者。

E　NIHSS≤9。

F　NIHSS≤3。

最近研究证实 A 和 F 定义的小卒中患者有最好的短期和中期预后，所以，NIHSS≤3 或每项 NIHSS 评分皆≤1 和神智正常是"小卒中"的最佳定义。

按定义 F 的小卒中患者可能只有 1 项 NIHSS 的严重的神经功能缺陷，也可能有 1 项以上的轻度神经功能缺陷，这可能使人认为 1 项严重（如偏盲 2 分）比两项轻度（如轻度面肌无力加构音障碍，1+1=2）更重。这时，若使用定义 A 则不会出现这类问题，因为定义 A 限定患者的各项 NIHSS 评分皆≤1，其各项神经功能缺损皆为轻度。

（三）目前"小卒中"的定义只是依靠临床神经功能缺陷，不考虑有无影像学的改变

当 NIHSS=0 时，MIS 就是 TIA，换言之，MIS 的定义也包括 TIA，故本文应用 TIA/MIS 一词涵括 TIA 和 MIS。另外，一个结合临床体征和 DWI 影像学表现的"小卒中"定义将会更精确，但却失掉简单易行和快速的优点，也难于广泛常规和多种目的应用。

（四）小卒中和 TIA 有相同的临床意义

皆预示患者处于近期发生或复发卒中和其他血管事件的危险，TIA/MIS 被并列用于现代的临床实践和临床研究中。

三、TIA/MIS 定义局限性和隐性卒中

TIA/MIS 定义皆以有或无"神经功能缺损"为标准，但以 NIHSS 和常规神经系统检查结果结论的"神经功能缺损"，并不包括详细的"神经精神功能"的内容，特别是轻度的脑血管病特有的认知功能障碍，如执行功能等。若神经功能障碍包括轻度认知功能障碍，则 TIA 和 MIS 无区别，所谓"隐匿性脑梗死"（silent brain infarction）或"隐匿性卒中"（silent stroke）的命名不当，经敏感性高的量表检查均有轻度认知功能障碍，故也应归属小卒中的亚型。

四、短暂性全面遗忘（Transient global amnesia，TGA）

部分患者是 TIA/MIS：TGA 的发病机制主要有 3 种假说：偏头痛、颞叶癫痫发作和短暂性脑缺血。短暂性脑缺血的发生机制又有 2 种：一是 TIA/MIS 造成记忆相关的脑组织缺血，有颞叶影像学的证据为依据；二是颈静脉瓣膜功能不全（jugular vein incompetency）造成脑静脉充血，从而导致记忆相关的脑组织低灌注所致，有超声学证据为依据。以上发病机制假说都不能解释全部 TGA 病例，只适用于部分亚组患者；更不能排除 TGA 患者并存多病因的可能。临床实际上，对 TGA 患者应予以 MRI 检查，有条件时做颈静脉超声检查；对高龄有血管危险因素的患者，特别 MRI 发现颞叶异常信号患者应按 TIA/MIS 原则处理。对临床怀疑和超声证实为颈静脉瓣膜功能不全患者，应指导患者避免 Valsalva-样活动等治疗。

第二节　TIA/MIS 的危险性

TIA/MIS 是假良性脑血管疾病，TIA/MIS 患者具有早期高发残废性卒中的危险；其病原性血管因素有造成后期再发卒中和其他血管事件的危险；TIA/MIS 和其他无症状的脑血管病损（特别是散发性小血管病）一起合并造成慢性脑功能障碍，特别是 MCI（轻度认知功能障碍）和痴呆。

一、TIA/MIS 早发严重卒中的危险性：

1.TIA/MIS 是预警信号　预示其后即将发生或复发严重卒中和其他血管事件的危险，例举最近发布的有关 TIA/MIS 危险性的统计学数字予以阐明：

（1）人群患病率约为 2.3%。

（2）性别和年龄调整的 TIA/MIS 发病率为 68.2/100 000～83.0/100 000，男性发病率较女性为高。

（3）约 1/2 TIA/MIS 患者不就医不报告。

（4）15% 的卒中患者有先驱的 TIA/MIS。

（5）1/3TIA/MIS 的 DWI 发现有梗死病变

（6）TIA/MIS 后卒中发生的危险率：90 天为 3.0%～17.3%，最高发生在头 30 天，1/2 发生在 TIA/MIS 后 48 小时，TIA/MIS 后 1 年，高达 1/4 的患者死亡。

（7）TIA/MIS 患者 10 年的卒中危险率为 18.8%，合并卒中、心肌梗死、血管事件性死亡危险高达 42.8%（4%/每年）。

（8）北美症状性颈动脉内膜剥脱术试验（NASCET）研究结果显示：首次偏瘫性 TIA 患者，90 天的卒中发生危险率为 20.1%。TIA/MIS 后发生卒中的危险性超过偏瘫性卒中再发卒中的危险性。

2.TIA/MIS 的危险性的差别　系统复习和荟萃分析的资料表明：TIA 有高的早期卒中发生率，2 天，30 天和 90 天卒中发生率各自为 9.9%，13.4% 和 17.3%。 另一荟萃分析却发现 2 天和 7 天卒中发生率各自为 3.1% 和 5.2%，但同时发现不同研究报告的结果差异很大，如 7 天的危险率范围介于 0%～12.8%，这是因为不同研究所采用的定义、方法、人群和治疗等不同所致，这种情况以后仍会出现。

3.TIA/MIS 的相对危险性　（与无先序 TIA/MIS 卒中患者对照组相比）的研究极少，最近相对危险性的研究报道：TIA/MIS 后<1 月相对危险率（比值比，OR）30.4，1～3 个月为 18.8，4～6 个月为 3.16，>5 年为 1.87。换言之，3 个月内，有 TIA/MIS 卒中患者的相对危险性是无 TIA/MIS 卒中的患者的 20～30 倍，4 个月至 5 年相对危险性虽有所下降，但>5年时，相对危险仍高近2倍。其他几个相对危险率的研究的结果也相似。相对危险性的研究也说明TIA/MIS后早期再发卒中的危险率极高。

二、TIA/MIS患者认知功能障碍的危险性

TIA/MIS患者和重症卒中患者同样于发病后（3个月）可出现慢性进展性认知功能障碍。约1/4 TIA/MIS患者认知功能障碍符合血管性痴呆或血管性认知功能障碍（VaD/VCD）的标准。临床下的脑血管改变可能影响认知功能，特别是反应皮层下额叶通路的执行功能，是早期MCI或血管性认知功能障碍（VCI）的突出表现。有报道TIA/MIS伴有MCI患者其后卒中发生率增高。TIA/MIS患者多合并有脑白质高信号（WMHs或LA）和MRI定义的脑梗死（隐匿性脑梗死）在老年和青年患者都增加其后的卒中、MCI、痴呆和死亡。血管周围间隙扩张和微出血也是慢性进展性认知功能障碍的危险因素。TIA/MIS和其致病的病因和血管危险因素也是促发和加重Alzheimer病等神经变性性痴呆的因素。

最近英国一项人群基础研究（oxford vascular study），应用简易精神状态量表（MMSE）测定急性期（1～7天）的TIA/小卒中（NIHSS≤3）（TIA仍沿用24小时时间基础的传统定义）患者的认知功能和7天后的MMSE值比较，并与急性期初诊为TIA/小卒中其后确诊为非脑血管病患者对照。暂时性认知功能障碍（TCI）定义为基线MMSE比1个月后随访测定的MMSE评分低≥2分。长期认知功能障碍认知功能状态随访，于1年、2年和5年应用MoCA量表测定认知功能障碍（MoCA<26/30）和严重痴呆患者。结果发现280例TIA/小卒中患者（平均年龄/SD为73.5/11.8岁）中，TCI在1～7天见到的患者中发生率比7天后的患者或非脑血管病患者要高。TCI多并发急性神智混乱（谵妄）和残留的局限性神经功能缺损。然而，于急性期检查时已无神经功能缺损患者，仍能见到TCI存在。随访5年，有TCI患者的认知障碍危险性和严重痴呆的危险性皆增高。

三、TIA/MIS危险性的预测

（一）ABCD系统（ABCD/ABCD^2）

是基于临床资料预测TIA/MIS后7天的发生卒中的危险性的量表，旨在指导急症医生、社区医生等非专科医生和患者及家属急速就医卒中中心或专科医生，尽快查出病因，予以针对性强的二级预防治疗。该系统在北美、欧洲、澳大利亚和我国已列入指南和广泛用于临床（表2-3-2）。

1.ABCD系统　最初提出的是ABCD，后增加糖尿病病史称作ABCD^2，现统称为ABCD（ABCD/ABCD^2）系统。

表2-3-2　ABCD系统评分标准

A 年龄（age）	≥60岁	1分
B 血压（blood pressure）	≥18.7/12.0kPa	1分
C 临床表现（clinical features）	单侧无力无语言障碍	2分
	语言障碍不伴有无力	1分
D发作持续时间（duration）	≥60分	2分
	10～59分	1分
D^{2}糖尿病（diabetes）	有	1分

附：无糖尿病项为ABCD评分标准

2.ABCD^{2}推荐的截止点和分层处理的建议

AHA/ASA 指南对 72 小时就医患者，按评分确定患者住院急速检查和治疗的的建议：①ABCD^2 评分≥3 的 TIA/MIS 患者住院；②ABCD^2 评分 0～2，但专科门诊无条件能在 24 小时内完成所有检查和治疗患者住院；③ABCD^2 评分 0～2，但其他证据支持脑发作为局部缺血所致患者收住院。

3.ABCD 系统对 TIA/MIS 患者的临床价值 ABCD 系统的临床价值有两方面，一是预期 TIA/MIS 后早期复发卒中的价值。二是鉴别 TIA/MIS 和非脑血管病事件的价值。TIA 诊断困难，因为患者几乎都是在发作后就医，而此时毫无客观体征存在和能被发现，患者对发作的描述的客观性和准确性，以及医生对患者主诉的解释和认定皆会导致误诊和漏诊。非卒中专科医生正确分类患者为 TIA 的仅 10%～55%，而将非脑血管性暂时症状的患者分类为 TIA 的达 31%～49%，换言之，转诊到卒中专科的"TIA"患者，只 50%证实是真正的 TIA，小卒中也相同，应用 ABCD 系统能改善这情况，并认为诊断准确性的提高更改善其预测价值。

4.ABCD 系统预测的有效性和力度的评定

（1）对 ABCD 系统预测 TIA/MIS 后早发卒中危险性的有效性和力度的测定（预测价值），因方法学和选择的病人不同结果差别很大，从预测价值极高到预测值价值不高于随机偶合值，而 ABCD 系统作为诊断工具更是受到质疑。近有报道 ABCD 系统能预测 TIA/MIS 后复发卒中的严重性，高评分值预测严重卒中的发生率，其住院的费用/效果比值高；而低分预测复发 TIA 高发生率，也应予以重视。

（2）系统复习和荟萃分析的结果：最近一系统复习和荟萃分析 23 个已发表和未发表的组群研究，包括 9 808 名 TIA 患者，在 TIA/MIS 后 7 天，456 名患者发生卒中，证实 ABCD 系统对 TIA/MIS 后 7 天的预测价值良好。使用 AUCs（受试者工作特征曲线，AUC 值越接近 1 诊断效果越好，0.5 以下无价值）分别测定 ABCD 和 ABCD^2 的 AUCs，结果证实二者皆有很好的预测价值[ABCD 为 0.72（0.67～0.77）；ABCD^2 为 0.72（0.63～0.80）]。

有研究发现：TIA/MIS 是不稳定的脑缺血状况，早期的高危险性是因不稳定的血管病理；而后期的危险性取决于血管危险因素；ABCD 有一定鉴别 TIA/MIS 样非血管性疾病的价值；ABCD 系统决不能替代专科医生的判断；ABCD 系统在特殊组患者价值不大，如年青人的夹层动脉瘤和脑血管炎。

5.ABCD 系统的优缺点

（1）优点：简单，易行，提供有预后价值（分层卒中的危险性）和诊断价值（发现"真"TIA）的信息；有广泛和独立的可信度；预期卒中的危险性和严重性；ABCD^2 评分和脑 DWI 存有急性梗死中度有关；预期心房纤颤或颈动脉狭窄的 TIA 患者。

（2）有待完善之处：ABCD 系统个别临床参数的可信度评价；卒中的机制应考虑；未考虑影像学资料[MRI 见到的新（隐性）或陈旧的（有或无卒中）梗死、LA、DWI 病变]、缺如超声资料（颅内或颅外血流动力学意义的狭窄或梗阻）；未考虑血运领域（前或后循环卒中）；对神经科专科医生评定 TIA/MIS 价值有限（对非专科医生的评价价值较大）。ABCD 系统分层高分（>3 分）的住院 TIA 患者处理的临床价值有待确定。

（二）长期危险性的评价系统

1.ESRS 评分系统　除 ABCD 系统外，用于预测长期危险性的还有 ESRS（the essen stroke risk score）、SPI-II（stroke prognostic instrumen）、Hankey 评分和 LiLAC（the life long after cerebral ischemia）评分系统用于预测 TIA/MIS 的长期危险性。该 4 种评分系统在预测长期危险性（1 年）的价值相同，ESRS 和 SPI-II 略优。因这 4 种系统只应用血管危险因素，无 ABCD 系统的发作持续时间（D），对短期危险性预测价值不大。我国常采用 ESRS（表 2-3-3）。

表 2-3-3　Essen TIA/卒中危险评分

危险因素	评分
年龄 <65 岁	0
年龄 65～75 岁	1
年龄 >75 岁	2
高血压	1
糖尿病	1
心肌梗死	1
其他心血管事件	1
周围血管病	1
吸烟	1
TIA/卒中附加卒中/TIA	1

评分≥3 分说明 TIA/MIS 患者的卒中再发率为≥4%/年。

（三）评价 TIA/MIS 认知功能障碍危险性的量表

TIA/MIS 后的认知功能障碍多为轻度认知功能障碍（MCI），常用的 MMSE 量表对发现 MCI 不敏感，目前推荐使用 MoCA（montreal cognitive assessment）量表测定其 MCI，其敏感性高于 MMSE，甚至在 MMSE 正常时也能发现 VCI 常见的执行功能等异常。MoCA 量表有多种语言和方言的版本，详见第一篇。

第三节　TIA/MIS 的病原

一、TIA/MIS 的病原分类

（一）TOAST 分类系统

TIA/MIS 的病原分类多采用 TOAST 缺血性卒中分类系统（表 2-3-4）。

表 2-3-4　TOAST 急性缺血性卒中亚型分类

大动脉粥样硬化（栓子/血栓形成）
心源性栓塞（高度危险/中度危险）
小血管闭塞（腔隙）
其他能确定病原的卒中
不能确定病原的卒中
（1）2 个或更多确定的病因
（2）检查结果阴性
（3）检查不完全

附：按辅助检查结果分为"可能"，"可疑"，后修改版增添"明确"

（二）新国际卒中亚型分类

1.**缺血性卒中亚型的新分类**　TOAST 分类只在几个可能病因中，选出 1 个最可能的病因。而最近新国际卒中亚型分类把所有可能的病因 A-S-C-O 皆列出，而各自附以证据强度表示之，这更符合临床实际，便于临床使用和临床研究（表 2-3-5）。

表2-3-5　缺血性卒中的病因分类

1.1. 动脉粥样化血栓形成 （Atherothrombotic, = A）
1.2. 小血管病（散发性）[Small vessel disease （sporadic）, = S]
1.3. 心源性栓子（Cardiac emboli, = C）
1.4. 其他原因（Other causes, = O）
1.5. 共存病因（ Coexisting causes）
1.6. 病因不清（Unknown）
1.7. 不能分类（Unclassifiable）

2.**A-S-C-O 病因的表达方式**　对 TIA/MIS 患者的具体病因，以 A-S-C-O 并辅以病因可能性的大小表示。

（三）TIA/MIS 的病因

TIA/MIS 患者多为多种病因，最常见的病因为大动脉的粥样硬化和散发性脑小血管病，其次为心源性栓子，罕见的有其他罕见脑大小血管病。

1.**大动脉的粥样硬化**　50 岁以上的患者和有脑血管危险因素的患者，供应脑血循环动脉的大动脉和其主干的粥样硬化是 TIA 的最常见的原因，因其多见，故习惯称谓的 TIA 均是指这种病因的 TIA 而言，在讨论定义、发病机制和治疗等也是指这种病因的 TIA 而言。其常见的具体情况有以下几方面。

大动脉或动脉主干的动脉粥样硬化：最多见的为颈动脉。

1）动脉粥样硬化造成管腔狭窄和血栓形成：导致管腔狭窄造成供应脑的血流降低和中断。在系统血运障碍时，如低血压可出现一过性脑缺血症状。

2）动脉—动脉的血栓栓塞：大动脉的溃疡型粥样硬化，释放出的微栓子阻塞远端小动脉所致，是造成皮层卒中的主要病因。

2.**散发性脑小动脉或脑穿通动脉病（腔隙梗死）**　小穿通动脉（40～200μm）病的病理和发病机制不详，曾提出假说有脂透明变性等（lipohyalinosis）、小动脉硬化、CBF 不良、血管痉挛和内皮功能异常等。最近对 TIA/MIS 和重大卒中的眼底微血管病、血管危险因素和预后以及血脑屏障的研究结论，散发性脑小血管病的病理是"独特的非动脉粥样硬化血栓形成性腔隙小血管病"（a distinct nonatherothrombotic lacunar arteriopathy）。脑深穿通动脉病变造成脑深部白质、基底节和桥脑的腔隙梗死，这和大动脉终末小动脉造成的皮层缺血性卒中不同，皮层卒中是由于心脏和大动脉的栓子造成。

腔隙梗死患者小血管病变可从视网膜微血管观察到，其特征为：①动静脉压迹；②反光增强；③局部小动脉狭窄；④狭窄的小动脉；⑤小静脉增宽。

3.**心源性栓子**

（1）最多见的原因为：①心房纤颤；②瓣膜疾病；③左心室血栓形成。最近发现心室早搏复合体也是病因，也是造成皮层卒中的主要病因。

（2）栓子的成分和类别：大动脉粥样硬化斑脱离的微栓组成的成分不同，常见的栓子有三种：①亮斑（bright plaque）亦称为 Hollenhorst 小斑，此型微栓子来源于溃疡性动脉粥样硬化斑，成分是胆固醇结晶，外观不规律，呈光亮闪烁并有折射反光，可阻塞或不阻塞血管；②白栓（white plug），来源于颈动脉血栓或为心源性，成分是血小板纤维蛋白，外观呈灰白色不折射发光，常阻塞血管；③钙化栓（calicific emboli）：来自心瓣膜或大动脉钙化的斑块，成分是钙盐，外观呈卵园形，白色，无折射反光，可阻塞血管。栓子的成分说明为什么溶栓治疗不用于治疗 TIA 本身。有时微栓可在视网膜动脉发现，有诊断价值。

4.其他病因　其他病因很多，参考卒中分类等有关章节，以下讲几个易被疏忽和新认识的病因。

（1）夹层动脉瘤、动脉炎（我国最常见的有 Takayasu 动脉炎和 moyamoya 综合征）、血液成分的异常（如真性红细胞增多症、血小板减少症等、抗心磷脂抗体综合征）。血流动力学的改变：如任何原因的低血压、心律不齐、锁骨下动脉盗血综合征（subclavian steal syndrome）和药物的不良反应。

（2）心脏介入和手术治疗的并发病：①心导管（Cardiac Catheterization，CCT），心导管后出现 TIA 和中风的发生率为 0.1%～1%，发生机制是因导管插入和冲洗管将升主动脉的粥样硬化的斑释放随血循环进入脑部所致，后循环比颈内动脉系统更多受累，临床表现为枕叶的症状，常有精神混乱，或颞叶缺血的症状如记忆障碍等，1/2 患者的症状可于 48 小时内缓解；② 胆固醇栓塞综合征（cholesterol emboli syndrome），于心导管和心外科手术后胆固醇栓子可大量释放进入血液循环，造成周围血管或供应神经系统的血管的阻塞，临床上，可表现有上述的 TIA 和中风外，尚有缺血性周围神经病和坏疽发生。

5.混合病因　临床上 TIA 多是以一种病因为主，并伴有其他一个或数个病因所致。

第四节　TIA/MIS 的临床表现

一、TIA/MIS 临床表现的特点

1.一般临床表现　TIA/MIS 突然发病，神经功能缺损不呈进展性和扩展性（march of symptoms），如身体不同部分按顺序先后受累时，应考虑为偏头痛和癫痫发作。持续时间短暂，一般为 10 多分钟左右，多不超过 1 小时，罕有超过 24 小时者。发作时意识清醒，事后能回忆。MIS 可遗留 NIHSS≤3 或每项 NIHSS 评分皆≤1 的轻微神经功能缺损。

一般讲 TIA/MIS 的症状是"阴性"或"麻痹性"的，如运动和/或感觉的缺失，以区别于"阳性"或"刺激性"的癫痫发作和偏头痛发作。偶有例外，如肢体抖动 TIA。

2.被遗漏和未被发现的临床表现　TIA/MIS 的临床表现几乎全是靠患者的主述所得，因 TIA/MIS 发作短暂消失或恢复，待患者就医时，患者神经系统检查皆正常或轻微，故详细的病史对诊断至关重要。但是有时限于患者的文化水平和对医学知识的了解所限，很难获得准确和有价值的病史；而医生对患者所述症状的理解和解释也难准确到位，故患者所述的"短暂性神经功能缺损" 不一定都是 TIA/MIS，也不一定被诊断为

TIA/MIS，非缺血性的"短暂性神经功能缺损"发作称为"类 TIA"。

某些卒中患者常有高级神经功能障碍，除部分短暂性全面遗忘（TGA）亚组患者，影像学证实有缺血性梗死患者主诉除遗忘外，其他如失用、失认等认知功能障碍不能被患者所认识和描述，肯定皆会被遗漏。更有 TIA/MIS 若夜间睡眠时发作，患者能否察觉？夜间发作和白天发作有无区别？怎样和睡眠疾病和副睡眠疾病鉴别？夜间 TIA/MIS 发作和睡眠生理的关系？夜间发生的中风是否先序有 TIA/MIS？等都有待研究和回答。岛叶梗死可表现多种自主神经功能障碍，特别是心率紊乱，岛叶 TIA/MIS 难以被确认。

3.认知功能障碍　急性认知功能缺陷于 TIA/MIS 早期很常见，虽然认知功能缺陷可有一定程度的恢复（称作暂时性认知功能障碍，TCI），但 TCI 和神经功能的躯体缺陷恢复并不一致，持续时间较长。另外，住院卒中患者的谵妄状态很常见，这和其后出现痴呆紧密相关。TIA/MIS 患者后期出现认知功能障碍危险性和严重痴呆的危险性皆增高，有 TCI 的患者更明显。

TIA/小卒中对认知功能障碍和痴呆的影响和与重症卒中相同，但其机制尚不甚了解，可能的机制是认知功能的脆弱性的显现、认知功能储备的降低和促进或加速老年人认知功能下降的轨线。

常规简单的床边认知功能检查，如 MMSE 和 MoCA 量表即可发现 TIA/小卒中等微小脑血管事件后的认知功能脆弱的患者，他们是其后发生认知功能下降和痴呆的高危患者，但多被临床医生所忽略。

二、TIA/MIS 的神经功能缺损

临床表现因受累的血管及其供血范围不同可表现出多种症状和体征。颈内动脉系统累及比椎基底动脉多见，其临床表现为同侧的眼或大脑半球的缺血症状；而椎基底动脉系统 TIA 患者的某些主述症状有时很难被确认为是否为脑缺血症状。

1.TIA/MIS 常见的临床表现的神经功能缺损见表 2-3-6

表 2-3-6　TIA 的症状和体征

症　状	颈内动脉循环	椎基底动脉循环
运动缺损		
无力，笨拙或瘫痪	对侧	双侧或两侧交替无力
共济失调，平衡障碍不伴眩晕	无	有
感觉缺损		
麻木，感觉减退或消失	对侧	双侧或两侧交替
语言障碍		
失语	+	—
构音障碍	+	+
视野		
	同侧单眼眼盲（一过性黑朦）	复视
	对侧同相偏盲	双侧同相视野缺损（部分或完全）
其他	以上功能障碍组合	以上功能障碍组合

2.TIA/MIS 常见的认知功能障碍　暂时性认知功能障碍（Transient Cognitive Impairment，TCI）是 TIA/小卒中最常见的认知功能障碍表现。TCI 尚无公认的定义，有研究将其定义为基线 MMSE 评分比 1 个月后随访测定的 MMSE 评分低≥2 分。TCI

和局限性神经功能缺损的消失或恢复极不一致，TCI 持续时间更长。TCI 患者多并发急性神智混乱、CT 可见的急性梗死和残留的局限性神经功能缺损。然而，于急性期检查时已无神经功能缺损患者，仍能见到 TCI 存在，TCI 是其后发生认知功能下降和痴呆的高危患者。

三、TIA/MIS 临床发作类型

（一）视网膜 TIA（Retinal Transient Ischemic Attack，RTIA）

RTIA 也称作发作性黑矇或短暂性单眼盲（transient monocular blindness or amaurosis fugax），短暂的单眼失明是颈内动脉分支，眼动脉缺血的特征性症状。患者主诉为短暂性视物模糊、眼前灰暗感、或眼前云雾状，特征的主诉视线为一垂下的窗帘所遮挡只见于 15%～20%RTIA 患者。但很少患者能区别是单眼的视力障碍，还是双眼的同相性偏盲，罕有患者在发作时，用手先后分别遮盖左右眼得以区别出是单眼盲还是偏盲的。

RTIA 发作时间极短暂，一般 < 15 分钟，罕有超过 30 分钟的，一般 1～5 分钟。阳性视觉现象如闪光、闪烁发光或城堡样闪光暗点，一般为先兆性偏头痛的症状，但颈动脉狭窄超过 75%RTIA 患者也可见此类阳性现象。患者就医前 RTIA 发作的次数和时间变化很大，从几天到一年，从几次到 100 次不等，发作时无其他神经功能缺损。

RTIA 的预后较好，RTIA 发作后出偏瘫性中风和网膜性中风的危险性为：2%～4%/年，较偏瘫性 TIA（HTIA）的危险率低（12%～13%）；当存在有轻度颈动脉狭窄时危险率为 2.3%；而存有严重颈动脉狭窄时头 2 年高达 16.6%。

（二）颈动脉系统 TIA/MIS

颈动脉 TIA 称作暂时性偏瘫发作（Transient Hemispheral Attacks，THA），最常见的症状群为对侧面部或肢体的无力和感觉障碍，其次为对侧纯运动偏瘫、偏身纯感觉障碍，肢体远端受累较重，有时可是唯一表现。孤立的语言障碍和偏盲也可发生，有时可表现为认知功能障碍和行为障碍。THA 的罕见形式是肢体抖动（shaking），表现为反复发作的一侧上肢或下肢的不自主和不规律的摇摆、颤抖、战栗、抽搐、拍打、摆动。这型 TIA 和癫痫发作难以鉴别。某些脑高级神经功能和认知功能障碍，除短暂性全面遗忘某些亚组患者外，其他如失用、失写和失算，"异己手综合征"，岛叶缺血的面部情感表情的丧失，顶叶的假性手足徐动症等，患者难以叙述，医生更难确认，多被忽略。

（三）椎—基底动脉系统 TIA/MIS

包括前庭小脑症状：常见症状为眩晕、头晕、共济失调、构音障碍。眼运动异常如复视。单侧或双侧的运动和感觉症状如交叉性或双侧肢体瘫痪或感觉障碍，偏盲和双侧视力丧失也可发生。另外，还可以出现猝倒症。孤立的眩晕（vertigo）、头晕和恶心多不是 TIA/MIS 所造成，椎—基底动脉系统 TIA/MIS 可造成发作性眩晕，但发作同时或不同时的发作时伴有其他椎基底动脉的症状和体征。昏厥（syncope）、头轻（light-headedness）、尿失禁、精神混乱和癫痫发作多不可能是 TIA/MIS 造成的。短暂性全面遗忘（transient global amnesia）亚组的部分患者有颞叶梗死者，可认做 TIA/MIS 对待。

（四）特殊型的 TIA/MIS 发作

1.肢体抖动 TIA（Limb shaking TIA）　肢体抖动 TIA/MIS（limb shaking TIA/MIS）是阵发性血管性异动症（vascular paroxysmal dyskinesias）的一种。1962 年 Fisher 首先

描述被称作暂时性肢体抖动综合征（temporary limb shaking syndrome）。病因是脑血流动力学障碍和脑血运耗竭所致。该型 TIA/MIS 主要是因为肢体抖动对侧的颈动脉或颈内动脉狭窄导致该侧半球血运处于临界状态，故如从坐位站起或颈部过度后仰等能暂时性降低血压或脑血灌注的动作或情况时，该侧颈内动脉的脑分水岭区域出现一过性低灌注，导致暂时性局限性脑缺血症状。但缺血性肢体抖动等运动的发生机制尚不了解。癫痫发作假说已被否定；另一假说是皮层缺血情况下，皮层下运动系统脱抑制或释放所致，而脑深部如是小区域的电活动异常难以被脑表面电极记录到的，这都有待研究证实。

临床表现：为一组节律性或非节律性的不自主运动过多，影响单侧手、上肢、下肢，或手和上肢，手和上下肢。单侧上下肢同时受累，上肢受累较重，偶可见双上肢抖动发作，但不对称，面肌总不受累，从不呈癫痫发作的 Bravais-Jacksonian 进展，即或双侧抖动发作也无意识丧失，以区别于癫痫发作。抖动运动呈舞蹈或粗大震颤样表现，频率规律，不时快时慢。肢体抖动发作频率不定，从单次发作到数次/日不等。联合症状包括共济失调、肌阵挛和肌紧张不全肢体姿势，震颤合并肌僵直，甚或语言障碍、肢体麻木甚或轻偏瘫。肢体抖动有其特征的诱发因素，如坐位站起、颈部过度后仰或长时间行走等能暂时性降低血压或脑血灌注的动作或情况下。发作都出现直立位，睡眠和卧位时从不发生。每次发作持续数秒到数分钟，自发或采取坐位或卧位后消失。鉴别诊断除癫痫发作外，更应与阵发性运动诱发性异动症鉴别，因后者有相似的诱发因素和临床表现，但无颈动脉或颈内动脉的狭窄或闭塞得以鉴别。治疗原则是支持或改善脑血流，包括仔细控制血压和外科血运重建术。

2.TIA/MIS 合并梗死

（1）TIA/MIS 常合并 DWI 意义脑梗死。合并脑梗死发生率，CT 为 4%～77%（24 小时定义 TIA），常规 MRI 为 2%～5%，而 DWI 为 35%～67%。DWI 的小病变可能是永久性的，但随着发病到 DWI 检查的时间间隔越长，DWI 的可逆性就越小。41.3% TIA/MIS 患者有 DWI 所见的急性梗死。DWI 证实的缺血病灶，3～9 个月后，由 T_2 加权序列确定的最终梗死体积比急性期要小。合并 MRI 梗死的 TIA/MIS 患者短期内重大卒中复发率要成倍增高。合并梗死 TIA/MIS 的临床意义在于其预后价值，显示其为最不稳定的临床表型，有活动性的致病机制，有逼近发生严重卒中的最大危险，应更急速和积极检查和处理。

（2）弥散 MRI（Diffusion Weight Image，DWI）：TIA 动物试验和患者 MRI 研究发现三种不同的组织形态，反应三种不同的缺血发作，但有相似的临床表现。

1）极短暂的或低信强局灶缺血期：突触传递中断和产生暂时性神经功能缺损，但不造成早期细胞毒性水肿或持续性组织损伤。灌注 MRI 表现可有局部脑血流减低、但不出现急性 DWI（对早期细胞毒性水肿敏感），和后期 T_2（对增加水含量—持续实质损伤标准）的影像异常。

2）较严重的暂时性缺血发作：细胞能量状态紊乱，足以使细胞膜的离子梯度损害，产生细胞毒性水肿，但是不造成晚期的生物能量衰竭。此时若能及时再建血流，细胞能量恢复和离子剃度再建，水肿将会消散。发作时的急性灌注 MRI 和近发作时的 DWI 都可表现异常，但后期的 T_2 影像仍无异常。

3）更明显的缺血发作：除有突触传导丧失和细胞毒性水肿细胞膜的完整性丧失外，

细胞膜的完整性也丧失，并造成持续性实质性损伤。然而及早募集神经元联系和突触再生、神经可塑性和神经的再修复使得临床缺损得以很快的恢复。这样，患者极短的暂时性神经功能障碍体征，影像学表现有早期灌注、早期弥散和晚期的 T_2 MRI 的异常。

3.脊髓 TIA　主动脉夹层动脉瘤、主动脉手术和主动脉粥样硬化皆可出现脊髓 TIA，个案报道阿昔单抗（Abciximab）能改善症状。

第五节　TIA/MIS 的检查

TIA/MIS 的检查的目的是确定病原和排除类似发作疾病，以指导二级预防性治疗。

1.必需的诊断评价要求

（1）评价主要血管危险因素：血压或慢性服用降压药物，血脂，吸烟（包括停止吸烟 6 月内者），糖尿病，体重，腰围，体力运动或久坐生活方式，血管病家族史；冠心病治疗史，急性冠脉综合征或心肌梗死史和心房纤颤个人史。

（2）详细的神经系统检查，应包括全身系统的血管如视网膜微血管的检查。

（3）认知功能检查：多被忽视，推荐使用对轻度认知功能障碍的敏感的测定量表，如 MMSE 和 MoCA 量表，并应随访检查，确定有无 TCI 的存在和后期出现 VCI 的可能。

（4）脑 CT 和 MRI：发病 24 小时内应完成 MRI 检查，特别是 DWI 和 T_2*序列，以期发现有无急性梗死和可能合并的脑小血管病变影像学异常（无症状或陈旧的腔隙梗死、脑白质病变 LA、微出血和血管周围间隙扩张）。不能完成 MRI 患者，也需要做脑 CT 检查。

（5）血液检查：血细胞容积、血小板、红细胞和白细胞计数、凝血酶原时间。

（6）心电图。

（7）评价颅内外动脉：评价颅外动脉（颈动脉超声检查或 MRA，或 CT 动脉造影或 x 线动脉造影）；评价颅内动脉（经颅 Doppler，和/或 MRA，和/或 CT 动脉造影和/或 X 线动脉造影，和/或高分辨率的 MRI）

（8）特殊病原的检查：

1）怀疑心内膜炎需紧急血培养和综合超声心动检查。

2）怀疑主动脉夹层动脉瘤需紧急胸部 CT 或 TEE（经食道超声心动图）。

3）怀疑脑动脉夹层动脉瘤应由有经验者的超声检查，MRA 或 X 线动脉造影，和轴切面的脂肪饱和 MRI 以发现动脉壁血肿。检查必需在症状开始后 15 天内进行，因夹层动脉瘤可自发消散，致使动脉壁上的血肿消失。

（9）下列情况时应寻找其他病因。

1）快速排除大动脉粥样硬化，心源性栓塞和小血管疾病。

2）患者具有不常见的临床表现，如发烧、系统炎症，其他器官的累及（如胸膜炎、脾肿大、肾脏累及、眼色素膜炎），脑膜炎和癫痫。

（10）诊断评价应快速完成：特别是夹层动脉瘤拖延评价，其结果可能正常，而误将其他非责任病因如卵圆孔未闭作为责任病原，误导不适当和不必要的治疗。无论年轻还是老年卒中患者，只要病因不明时，应尽一切努力和尽快地完成全面的评价，绝不能迟于 TIA/MIS 发病后 1～3 天。

2.选择性检查

（1）移动 EKG 监护。

（2）检查凝血前状态（如蛋白 C，蛋白 S，抗凝血酶 Ⅲ，凝血酶时间，血清蛋白电泳，同型（半）胱氨酸[homocyst（e）ine- Hcy]。

（3）脑脊液检查。

（4）隐性心肌缺血（silent myocardial ischemia）检查：如运动性 EKG 和/或铊灌注（exercise EKG and/or thallium perfusion）

3.排除非缺血性"类 TIA/MIS"疾患　临床表现类似 TIA/MIS 的非脑缺血性的情况有以下几种。①颅内出血：小的脑实质血肿；②动脉瘤破裂的蛛网膜下隙出血： 预兆性发作，可能是由于小的，所谓"前哨"警兆渗漏（sentinel warning leaks）所致，或动脉瘤扩展，压迫附近的神经、脑组织或动脉瘤内栓子脱离至动脉；③代谢异常：特别是高血糖和低血糖。

最近有报道应用 DNA 微阵列技术（microarray）可区别缺血性暂时性缺血性 TIA/小卒中和非缺血性暂时性神经功能障碍，同时也说明 TIA 和卒中的缺血脑组织可诱发免疫反应。

4.检查和处理应快速进行

第六节　TIA/MIS 的处理

一、TIA/MIS 处理的一般原则

TIA/MIS 可防可治，是二级预防的最佳时机。

1.紧急专科治疗　早期由卒中患者需专科紧急检查和评价，并就具体病因给予相应干预治疗能减低其后严重卒中发生率达 80%～90%。两个以 EXPRESS（特快）和 SOS 命名的临床研究使用更形象的说明紧急干预的重要性。EXPRESS 研究发现 TIA/MIS 后 24 小时给予现有的"合并"治疗能明显减少早期至 3 个月内的卒中率达 80%。而 SOS-TIA 的研究结果显示，经过一周（7 天），24 小时有多学科专科医生的紧急和强力检查和治疗，和随访 1 年，MRI 无缺血病变的 TIA/MIS 患者，90 天的卒中发生率为 1.3%（95% CI 0.6～2.8），有缺血病变的 TIA/MIS 患者，为 4.8%（95% CI 2.0～11.1）。而按 ABCD^2 预测的 90 天的卒中发生率的预期值各自应为 6.1% 和 7.8%，足以说明紧急专科评价和治疗的必要性和有效性。

2.针对不同病因个体化处理　处理应针对血管性的病因：每个患者的病因种类和多少不同，应个体化处理。病原常为多重性，应合并处理。如颈动脉粥样硬化、心脏病、动脉炎和血液动力学障碍等应予不同的具体处理。一般教课书和"指南"所谈的处理只是限于常见的大动脉粥样硬化、散发性小血管病和心源性栓子的病因，而其他少见的病因，应参考其他资料。

3.TIA/MIS 处理时的具体注意事项

（1）危险因素的处理：TIA/MIS 患者发现的血管危险因素都是造成残废和死亡性

卒中、心肌梗死、其他血管性事件以及认知功能障碍的病因危险因素，故应一并处理。

（2）全身血管病的治疗：脑血管病包括 TIA/MIS 都是全身血管疾病的脑局部血管的表现，虽有其特殊性，但绝对不要孤立对待，处理时要统筹兼顾，应多学科联合处理。

（3）TIA/MIS 患者就医时发作或急性期过后，虽不遗留或遗留极轻微的神经功能障碍，但多数患者急性期有"暂时性认知功能障碍，TCI"或谵妄发生，后期会发生认知功能障碍和痴呆，故应和急性卒中同样对待和急症处理，处理的靶点是针对血管的病理和发病机制，以期降低其后的重症和死亡性脑梗死以及认知功能障碍的发生和发展。

（4）TIA/MIS 是脑血管疾病中，最具有治疗价值的疾病，但对 TIA/MIS 的临床表现和危险性，特别是对其紧迫性和对认知功能障碍的影响认识不足，医患双方在就医和紧急评价和治疗多有拖延，故应宣传和教育，提高认识。详见世界卒中日宣言。

（5）我国流行病学和预防临床试验等的资料较少和不全面，TIA/MIS 的处理多借用国外的经验，使用时应结合我国的国情、种族和患者的具体情况和实际的可行性制订治疗方案。

二、干预治疗措施

1.现已证实有效的干预措施　包括阿司匹林和其他抗血小板制剂、控制血压、他汀类药物、心房纤颤患者的抗凝治疗和严重颈动脉狭窄的内膜剥脱术等以及介入治疗等。

2.选择和怎样实施治疗　应参考最新的循证医学为基础的指南，并参考最近的进展资料，结合患者的内外界情况具体实施。

选择治疗手段和验证治疗手段要客观的评价其安全性/有效性，避免商业不良行为的误导。特别重视治疗手段的不良反应，特别是长期用药；以及避免错误用药。

三、危险因素的处理

1.危险因素（risk factors or risk marker）的分类：

（1）不能改变的因素（nonmodifiable risk factors）：年龄（55 岁后每 10 年卒中发生率增加一倍、种族（亚洲人的卒中特点）、性别、家族史。

（2）证实可调整的危险因素（well-documented modifiable risk factors）：高血压、吸烟、糖尿病、无症状的颈动脉狭窄、镰状细胞病、高血脂、心房纤颤（非瓣膜性）。

（3）证据少的可调整的危险因素：肥胖、体力活动、饮酒、高同型（半）胱氨酸血症、药物滥用、高凝状态（Hypercoagulability：抗心磷脂抗体、Leiden V 因子、凝血酶原 20210 突变、蛋白 C 缺乏、蛋白 S 缺乏、抗凝血酶 III 缺乏）、激素替代治疗、口服避孕药、炎性过程。

2.证实可调整的危险因素的处理　参考 2011 年 AHA/ASA 卒中和 TIA 的二级预防指南。

（1）该指南是对2006年的更新版本：按规范的循证医学推荐缺血性卒中/TIA 的二级预防的新进展。内容包括控制危险因素、侵入性手段治疗动脉粥样硬化疾病、心源性脑栓塞的抗血栓形成治疗和非心源性脑栓塞性卒中的抗血小板药物治疗，并推荐其他特殊情况的二级预防，如夹层动脉瘤、卵圆孔未闭、镰状细胞病、脑静脉窦栓塞、妇女和孕妇卒中、脑出血后的抗凝药的应用、以及高危人群的处理等[AHA/ASA有关脑血管病的多种指南可从（http：//stroke.ahajournals.org/）上网stroke杂志，点击查找所需指南，阅读或下载无需缴费注册]。

（2）近年，临床上区分 TIA 和缺血性卒中已无意义，因为二者的预防手段相同，二者的病理生理机制亦无区别。和多数临床研究一样，该指南诊断 TIA 仍然使用 < 24 小时的时间基础的旧标准，因即或部分 TIA 患者为脑梗死，但该卒中/TIA 指南同样适用，特别是小卒中。

（3）参考使用该指南时，应注意和重视对每项具体推荐建议的"证据水平和推荐力度分类"，结合患者具体情况采纳与否。随时间的推移，还需参考有关问题的新进展和指南的更新。

TIA/MIS 是多病因和发病机制，多种临床表现的缺血性卒中疾病的常见病种。TIA/MIS 和重症卒中相同，于急性期可出现暂时性认知功能障碍（TCI）和谵妄，其后可发生或加重 VCI 和 AD。其和重症卒中有共同的病原性血管危险因素，它本身又是重大卒中的危险因素。TIA/MIS 其血管的病理和发病机制处于不稳定状态，故应和急性重症卒中同样对待紧急处理，更是二级预防的最佳时机。TIA/MIS 是缺血性卒中疾病谱中，临床表现为暂时性和最轻微的疾病阶段或表现型，故具有极大的隐蔽性和欺骗性，结果导致对 TIA/MIS 认识低下、忽略或不认识和被发现，更会误导认为其为良性疾病。实际上，TIA/MIS 发生或促发痴呆以及早期发生重大卒中的危险性极高，故应尽快评价和积极处理。评价主要是查找和确定病原，处理应具体化和现代化。为实现此目的，首先是宣传和提高人群和医务工作者对 TIA/MIS 的认识。

近年脑血管病的基础和临床研究进展很快，从理论到实践有了长足的进步，但有待解决的问题比已经解决的问题还要多，特别是 TIA/MIS 对认知功能的影响有待更多更深的研究。

（李　新　王纪佐）

主要参考文献

1.Mohr JP. Historical perspective. Neurology，2004；e62：S1-2

2.Johnston S. C. Transient ischemic attacks. N Engl J Med 2002；347：1687-1692

3.Fisher C. M. Transient Ischemic Attacks. N Engl J Med 2002；347：1642-1643

4.Albers GW，Caplan LR，Easton JD，et al，Transient ischemic attack. N Engl J Med 2002；347：1713-1716

5.Obrenovitch TP. Molecular physiology of preconditioning-induced brain tolerance to ischemia Physiol Rev 2008，88：211-24

6.He K，Song，Daviglus ML，et al. Fish Consumption and Incidence of Stroke：A Meta-Analysis of Cohort Studies Stroke，2004 35：1538-1542

7.Lisabeth，LD，Ireland JK，Risser JMH，et al. Stroke Risk After Transient Ischemic Attack in a Population-Based Setting Stroke 2004 35：1842-1846

8.Sauvaget C，Nagano J，Hayashi M，et al. Animal Protein，Animal Fat，and Cholesterol Intakes and Risk of Cerebral Infarction Mortality in the Adult Health Study Stroke 2004 35：1531-153

9.Jeerakathil M，Wolf PA，Beiser A，et al. Cerebral Microbleeds：Prevalence and Associations With Cardiovascular Risk Factors in the Framingham Study Stroke 2004 35：1831-1835

10.Asia Pacific Cohort Studies Collaboration. Blood pressure and cardiovascular disease in the Asia Pacific region. J Hypertens. 2003；21：707–716

11.Vauthey C，de Freitas GR，van Melle G，et al. Better outcome after stroke with higher serum cholesterol levels. Neurology . 2000；54：1944–1948

12.Devuyst G，Karapanayiotides T，Hottinger I，et al. Prodromal and early epileptic seizures in acute stroke：Does higher serum cholesterol protect? .Neurology 2003；61：249-252

13.He K，Song，S Y；Daviglus ML，et al. Fish Consumption and Incidence of Stroke .A Meta-Analysis of Cohort Studies *Stroke.* 2004；35：1538

14.Albers GW，Amarenco CP，Easton JD，et al，Antithrombotic and Thrombolytic Therapy for Ischemic Stroke *Chest.* 2001；119：300S-320S

15.Bennett CL，Connors JM，Carwile JM，et al. Thrombotic Thrombocytopenic Purpura Associated with Clopidogre . N Engl J Med 2000；342：1773-1777

16.Wood A. J.J. Thrombotic Thrombocytopenic Purpura and Clopidogrel. A Need for New Approaches to Drug Safety. N Engl J Med 2000；342：1824-1826

17.Higashida，RT，. Meyers PM，Phatouros CC，et al. The Technology Assessment Committees of the American Society of Interventional and Therapeutic Neuroradiology and the Society of Interventional Radiology. *Stroke*. 2004；35：e112

18.Barr JD，Connors III JJ，Sacks D，et al. Quality Improvement Guidelines for the Performance of Cervical Carotid Angioplasty and Stent Placement. Journal of Vascular and Interventional Radiology 2003；14：S321-S335

19.Connors III JJ，Sacks D，Becker GJ，and Barr JD. Carotid Artery Angioplasty and Stent Placement：Quality Improvement Guidelines to Ensure Stroke Risk Reduction. J. Vasc. Interv. Radiol，2003；14（9）：S317-319

20.Donnan GA，Davis SM，Chambers BR，Gates PC. Commentary：surgery for prevention of stroke. *Lancet*. 1998；351：1372–1373

21.Uno H，Taguchi A，Oe H，et al. Relationship between detectability of ischemic lesions by diffusion-weighted imaging and embolic sources in transient ischemic attacks. *European Neurology*，2008，59（1-2）：38-43

22.Johnston SC，Gress DR，Browner WS，Sidney S. Short-term prognosis after emergency department diagnosis of TIA. JAMA. 2000；284：2901–2906

23.Rothwell PM，Warlow CP. Timing of TIAs preceding stroke：time window for prevention is very short. Neurology. 2005；64：817– 820

24.Lavallée PC，Meseguer E，Abboud H，et al. A transient ischaemic attack clinic with round-the-clock access（SOS-TIA）：feasibility and effects. Lancet Neurol. 2007；6：953–960

25.Rothwell PM，Giles MF，Chandrateva A，et al. Effect of urgent treatment of transient ischaemic attack and minor stroke on early recurrent stroke （EXPRESS study）：a prospective population-based sequential comparison. Lancet. 2007；370：1432–1442

26.Dean N，Shuaib A。 Management of emergent TIA：a new era in stroke prevention The Lancet Neurology，2009，8：218-219

27.Tousoulis，D.，Briasoulis，A.，Dhamrait，S. et al。Effective platelet inhibition by aspirin and clopidogrel：where are we now?. *Heart* 2009；.95：850-858

28.Algra，A. Digestion of the Antiplatelets Comparison of PRoFESS：18-7=1?. *Stroke* ；2009. 40：1932-1935

29.Selim，M.. Antiplatelets for Stroke Prevention：Implications of the PRoFESS Trial. *Stroke* 2009；40：1936-1937

30.Higgins，P.，Lees，K. R.. Advances in Emerging Therapies. *Stroke* 2009；40：e292-e294

31.Sanz，J.，Moreno，P. R.，Fuster，V.. The year in atherothrombosis.. *J Am Coll Cardiol* 2009 ，53：1326-1337

32.Cohen，M. Expanding the Recognition and Assessment of Bleeding Events Associated With Antiplatelet Therapy in Primary Care. *Mayo Clin Proc*. 2009，.84：149-160

33.Adams，H. P. Jr. Secondary Prevention of Atherothrombotic Events After Ischemic Stroke. *Mayo Clin Proc*. 2009，84：43-51

34.Bayley，M.，Lindsay，P.，Hellings，C. et al。on behalf of the Canadian Stroke Strategy （a joint，Balancing evidence and opinion in stroke care：the 2008 best practice recommendations. *CMAJ* 2008, 179: 1247-1249

35.Kent, D. M., Thaler, D. E.. Stroke Prevention -- Insights from Incoherence. *NEJM* 2008, 359: 1287-1289

36.Rothwell P M Buchan A, Claiborne JS。 Recent advances in management of transient ischaemic attacks and minor ischaemic strokes Lancet Neurol 2006; 5: 323–31

37.Rothwell PM, Buchan A, Johnston SC. Recent advances in management of transient ischaemic attacks and minor ischaemic strokes. Lancet Neurol. 2006; 5: 323–331

38.Weimar C, Diener HC, Alberts MJ, etal. on behalf of the REACH Registry Investigators . The Essen Stroke Risk Score Predicts Recurrent Cardiovascular Events: A Validation Within the REduction of Atherothrombosis for Continued Health （REACH） Registry Stroke. 2009; 40: 350-354

39.Quinn TJ, Cameron AC., Dawson J, etal。 ABCD2 Scores and Prediction of Noncerebrovascular Diagnoses in an Outpatient Population: A Case–Control Study Stroke, 2009; 40: 749 - 753

40.Josephson SA, Sidney S, Pham TN, et al. Higher ABCD2 Score Predicts Patients Most Likely to Have True Transient Ischemic Attack Stroke, 2008; 39: 3096 - 3098

41.PurroyF, Begué R, Quílez A, et al. The California, ABCD, and Unified ABCD2 Risk Scores and the Presence of Acute Ischemic Lesions on Diffusion-Weighted Imaging in TIA Patients Stroke, 2009; 40: 2229 - 2232

42.Ray G, Wright F, Stott DJ.et al. A Prospective Study Using the ABCD2 Score in Screening for Minor Stroke or Transient Ischaemic Attack in Referrals to a Fast Track Clinic Stroke, 2009; 40: e467

43.Calvet D, Touzé E, Oppenheim C, et al. DWI Lesions and TIA Etiology Improve the Prediction of Stroke After TIA Stroke, 2009; 40: 187 – 192

44.Ay H, Arsava EM, S. Johnston C, et al. Clinical- and Imaging-Based Prediction of Stroke Risk After Transient Ischemic Attack: The CIP Model Stroke, 2009; 40: 181 - 186.

45.Sacco RL, Adams R, Albers G, et al. Guidelines for Prevention of Stroke in Patients With Ischemic Stroke or Transient Ischemic Attack: A Statement for Healthcare Professionals From the American Heart Association/American Stroke Association Council on Stroke: Co-Sponsored by the Council on Cardiovascular Radiology and Intervention: The American Academy of Neurology affirms the value of this guideline Stroke 2006; 37: 577-617

46.The European Stroke Organisation（ESO） Executive Committee and the ESO Writing Committee. Guidelines for Management of Ischaemic Stroke and Transient Ischaemic Attack 2008. Cerebrovasc Dis 2008; 25: 457–507

47.Rothwell PM, Giles MF, Chandratheva A, et al. Eff ect of urgent treatment of transient ischaemic attack and minor stroke on early recurrent stroke （EXPRESS study）: a prospective population-based sequential comparison. Lancet 2007; 370: 1432–42

48.Luengo-Fernandez R, Gray AM, Rothwell PM Effect of urgent treatment for transient ischaemic attack and minor stroke on disability and hospital costs （EXPRESS study）: a prospective population-based sequential comparison　Lancet Neurol　2009；8：235-243

49.Selvarajah JR，Glaves M，Wainwright J，et al. Classification of Minor Stroke：Intra- and Inter-Observer Reliability. Cerebrovasc Dis 2009；27：209-214

50.Easton JD，Saver JL，Albers GW，et al. Definition and Evaluation of Transient Ischemic Attack：A Scientific Statement for Healthcare Professionals：The American Academy of Neurology affirms the value of this statement as an educational tool for neurologists. Stroke. 2009；40：2276-2293

51.王纪佐. 短暂性脑缺血发作. 见：王纪佐主编，临床诊疗指南-神经病学分册。北京：人民卫生出版社，2006. 6-10

52.Wiberg B，Lind L，Kilander L，et al. Cognitive function and risk of stroke in elderly men Neurology. 2010；74：379-385

53.Debette S，Beiser A，DeCarli C，et al. Association of MRI markers of vascular brain injury with incident stroke，mild cognitive impairment，dementia，and mortality. The Framingham Offspring Study. Stroke. 2010；41：600-606

54.Wiberg B，Lind L，Kilander L，et al. Cognitive function and risk of stroke in elderly men Neurology 2010；74：379-385

55.Pendlebury ST，Wadling DS，Silver LE，et al. Transient Cognitive Impairment in TIA and Minor Stroke　*Stroke*. 2011；42：3116-3121

56.Jickling GC，Zhan X，Stamova B et al. Ischemic Transient Neurological Events Identified by Immune Response to Cerebral Ischemia　Stroke. 2012；43：1006-1012

第四章　散发性脑淀粉样血管病
（VCI 和 AD 的病因）

　　散发性脑淀粉样血管病（Cerebral Amyloid Angiopathy，CAA）是一种常见的与年龄有关的脑小血管病，其特征是渐进性的淀粉样蛋白β（Aβ）沉积在大脑皮质、软脑膜的小、中型动脉（直径最大约 2mm）和小动脉及毛细血管血管壁上。过去认为 CAA 是罕见的，现在认为 CAA 是导致老年患者自发性脑实质内出血（Intracerebral Haemorrhage，ICH）和认知功能障碍（脑血管领域的两大重要挑战）的主要原因。神经病理学和临床上更是联结 VCI 和 AD 之间相互关联和具有因果关系和共存的重要桥梁。目前对 CAA 的病理生理及临床表现的了解随着转基因小鼠模型和先进的结构和/或分子影像学技术的应用而飞速发展。尽管最近 CAA 非常引人注目，但神经科医生和卒中科医生对它的认识仍不足和滞后。该章节对 CAA 小血管功能紊乱的复杂病理生理学、重要的临床及影像特点、诊断方法及合理的治疗前景予以简介。

一、流行病学和危险因素

　　经病理确诊的 CAA 在老年人中很常见。基于人口的尸检结果显示：CAA 发病率在非痴呆老年人口中占 17%～20%，痴呆老年人中占 50%～60%。此外，老年人中 CAA 病理可能更严重：檀香山（Honolulu）亚洲老龄化尸检研究显示，43%痴呆和 24%非痴呆的老年人（平均死亡年龄为 85 岁）有严重 CAA。超过 90%的 AD 病人尸检都发现有CAA。不过这些病人中大部分为轻度 CAA，严重 CAA 只见于约 25% AD 患者。高龄是CAA 发展的已知的最强的临床危险因素。在社区为基础的人群抽样调查结果显示，皮质血管 Aβ 沉积的患病率从 70～90 岁呈逐渐递增，另外，在 784 个连续性尸检中也有同样发现，矫正了 CAA 主要见于 AD 的看法。另外，大量尸检中 CAA 相关的脑出血（提示疾病晚期）病人年龄都超过 60 岁（大部分超过 70 岁）。散发性 CAA 在 60 岁以下的人群中鲜有报道，偶有 50 多岁发生 CAA 的病人被描述。

　　高血压性小动脉病是另一主要脑小血管病和ICH的主要原因，CAA与之相比，除了年龄外，其他传统的心血管危险因素不是其致病原因；高血压不是CAA发展的危险因素。但其可能会增加CAA相关脑出血的危险性。Vinters在107例经病理诊断为CAA的临床病理系列研究中发现高血压患病率为32%左右，与社区居住高龄人口高血压患病率类似。然而，另一病理研究报告显示，有脑出血的CAA病人（50%）较无脑出血（23%）病人更常患有高血压，提示高血压可能会促进CAA相关脑出血的发生。在最近一项自发性脑出血病人的多中心队列研究中发现CAA相关脑出血病人的高血压患病率为62%，明显少于无CAA相关脑出血病人的高血压患病率（85%）。高血压联合CAA是否较只有CAA给脑出血带来更大的危险性是值得进一步研究的临床问题。卒中后降低血压的PROGRESS研究表明：平均血压降低1.20/0.53kPa（9/4mmHg），未来CAA相关脑出血危险性减少77%，该结论支持高血压重要的因果作用。

载脂蛋白 E（ApoE）等位基因是散发性 CAA 唯一已知的遗传危险因素。ApoE 是一种具有重要作用的脂蛋白复合物，它能够通过结合细胞表面受体与脂肪转移和分解相关的蛋白来调节脂蛋白代谢。ApoE 有三个主要基因多态性，即 ε4，ε2 和 ε3，造成单一氨基酸发生变化，从而明显改变 ApoE 异构体的功能特性，这些等位基因对 CAA 发生风险及其临床严重程度具有强烈的剂量依赖效应。在尸检和临床病例资料发现 ApoEε4 均能增加散发性 CAA 相关脑叶出血的危险性；而 ε4 等位基因的数量与临床的严重程度相关。携带 ApoE ε2 等位基因的人也增加 CAA 相关脑叶出血危险性，这些危险的等位基因与首发 ICH 年龄较轻、易发生血肿扩大、临床预后不佳和较高的复发风险相关。此外这两个等位基因的异构体具有交互作用：携带 ApoE ε2 和 ε4 的病人发病更早，早期脑复发出血的风险更高。ε2 和 ε4 等位基因可能通过不同的机制促进 CAA 有关的脑出血：ε4 促进 Aβ 沉积，ε2 诱导淀粉样蛋白载体血管的结构变化使其易于断裂。其他目前尚未认识的与淀粉样蛋白代谢途径相关的基因多态性也可能对散发性 CAA 的发生产生作用（例如早老素-1、脑啡肽酶和转化生长因子 β-1），目前正在进行研究。

二、CAA 的神经病理学

1.形态学特征、自然史和严重程度分级　CAA 主要累及大脑新皮层和软脑膜的动脉、较少累及毛细血管，小静脉受累很罕见。与 AD 中淀粉样蛋白斑块主要由 42 个氨基酸残基片段（Aβ42）组成不同，CAA 中血管淀粉样蛋白主要由更可溶的、40 个氨基酸片段（Aβ40）组成，提示两者的病理沉积物有不同病理生理机制。中至重度 CAA 的脑血管呈现出无细胞性增厚，苏木素—伊红染色切片呈强嗜酸性染色表现。虽然 Aβ 免疫染色具有高度特异性且目前运用广泛，但偏振光显微镜下刚果红染色显示淀粉样蛋白沉积物呈"苹果绿"双折射现象（因此有刚果红血管病之称）。CAA 的发展呈渐进性，Aβ 首先在中膜、围绕的平滑肌和外膜出现。起初血管壁结构完整，但随着疾病进展，淀粉样蛋白广泛沉积于全部血管壁，平滑肌细胞消失。重型 CAA 的血管中膜外层呈现剥离和分层现象，即所谓的"双桶"外观；疾病晚期也出现纤维素样坏死和微动脉瘤形成。也可有微出血伴有红细胞和血液成分分解产物沉积在血管周围。即使 CAA 严重损害血管，内皮细胞即或在血管受 CAA 严重侵犯时也保存完好。偶尔 Aβ 沉积于围绕着受累血管紧邻的脑实质（有时称作不规整的霍拉园舞 CAA - dyshoric CAA）。

CAA 也造成脑缺血性脑病损，包括皮质微观梗死（只显微镜下可见）、脑白质病理（脱髓鞘和胶质增生）。微观梗死通常出现于重型 CAA，主要位于脑叶（皮层—皮层下）。脑缺血病损的可能的形成机制是 CAA 的淀粉样蛋白沉积导致皮层血管闭塞或灌注减少。

神经病理学评分系统：上述 CAA 的病理变化是 CAA 神经病理学评分系统的基础，现有几种 CAA 病理评分系统，各有其优点和局限性，目前尚无标准的共识神经病理标准可用于比较不同研究中心 CAA 的病理研究的结果。

2.CAA 的病理亚型　至少有两种不同的 CAA 病理学亚型。①1 型 CAA：特征以 Aβ 沉积在皮层毛细血管（有或无其他血管受累）。②2 型 CAA：局限 Aβ 沉积在软脑膜和皮层动脉、小动脉和静脉受累罕见。此外，还有毛细血管 CAA：Aβ 沉积在毛细血管壁，在最严重阶段会阻塞管腔。载脂蛋白 Eε4 等位基因与 1 型 CAA 关系最为密切，而载脂蛋白 Eε2 则更多与 2 型 CAA 有关 。1 型 CAA 与 AD 脑实质淀粉样蛋白沉积相关。

3.CAA 的脑区域分布　散发性 CAA 最易侵犯脑后部皮层区，枕叶受累最多、程度也最严重，其次是额叶、颞叶和顶叶，晚期可累及小脑。典型 CAA 不累及基底节、丘脑、白质和脑干。CAA 病理分布呈现特征性的斑片状形态，以致 CAA 严重累及的血管病灶常与轻度或无 Aβ 沉积的血管相邻，所以在临床实践中，脑活检标本取材常会漏掉斑片状 CAA 病理病变部位。

三、CAA 的病理发生学

1.Aβ 的产生、清除和聚集　Aβ 是由 β 淀粉样前体蛋白（APP）经 β 和 γ 分泌酶的作用连续裂解产生。

APP 编码基因突变（通常是常染色体显性遗传）会导致罕见型 CAA 的出现，包括荷兰型 CAA。家族性非 Aβ 类型 CAA 包括家族性英国痴呆症，家族性丹麦痴呆症和冰岛胱氨酸蛋白酶抑制剂 C 突变。一般情况下，遗传性 CAA 较散发性 CAA 发病年龄较早，临床症状更严重。虽然遗传性 CAA 非常罕见，家族性 CAA 却提供了 APP 编码区如何突变导致出现病理的重要解释：例如在美国爱荷华州、荷兰、意大利及北极的 APP 基因突变使 Aβ 对血管壁成分产生高度的毒性作用，而对 Aβ 的蛋白水解降解和清除机制产生更大抵抗作用。在最为常见的散发性 CAA，启动或促进 Aβ 肽沉积的因素目前尚未清楚。然而，转基因小鼠的脑淀粉样蛋白沉积模型提供以下几点认识：①人体 Aβ 主要来源于神经元；②脑内 Aβ40：Aβ42 比值增加导致 Aβ 从脑实质转移到血管结构（可能通过 Aβ 溶解度增加而使其扩散进入血管壁）；③血管 Aβ 沉积主要由于 Aβ 清除机制受损，尤其是沿血管周围的清理通道受损，而不是生产过剩所致，特别是血管周围排泄通道受损是散发性 CAA 关键机制。这些外排通道可以想象为脑内的"淋巴系统"，其能使组织间液和溶质沿大脑毛细血管壁基底膜、小动脉中膜的平滑肌细胞之间（与动脉血流方向相反）排出。这种运输系统是通过血管壁的搏动来驱动。老年人或其他病理情况下，这种和其他清除机制受损，Aβ 逐渐滞留和沉积于小动脉壁。最近证据表明，脑血管疾病可能会阻碍血管周围通路的清除系统，故也是 CAA 的发病机制。

Aβ 沉积会进一步削弱/阻碍血管周围的清除系统，导致血管周围间隙（也称为 Virchow-Robin 间隙）扩张，这不仅发生在脑叶区域，也发生在原本不受 CAA 影响的其下脑白质。这些扩张的血管周围间直径可达数毫米，并在脑影像学检查中可见到。该间隙作为实用的 CAA 神经影像学标记尚有待更深入的研究。

载脂蛋白 E 是 CAA 最强的遗传性危险因素，其有介导 Aβ 代谢、聚集和清除重要作用的效应。载脂蛋白 E ε4 增加 Aβ40：Aβ42 比值，将淀粉样蛋白沉积部位转移至血管而非脑实质，降低 Aβ 沿血管周围通道外泻效率，从而影响 CAA 风险和发病年龄。载脂蛋白 E 基因型也可能与高血压小血管病的变化产生交互作用，高血压性小动脉病变导致血管变硬，减少血管周围高效清除机制所需的搏动性驱动，从而成为 CAA 危险因素。

2.从 Aβ 沉积到脑淀粉样血管病的发病机制　Aβ 沉积对血管结构和功能具有复杂的效应从而导致大脑损伤。重要的形态学改变包括：平滑肌细胞缺失、血管壁增厚和管腔狭窄、血管内皮功能障碍、血管顺应性消失，从而导致血管脆弱、易碎，因而血管易形成微动脉瘤和血液渗漏。急性促发因素例如血压突然增加或轻微创伤（临床实践中经常遇到）可能会导致这些异常薄弱的淀粉样蛋白沉积血管破裂。Aβ 沉积也会破坏老年人局部脑血流的调节功能、神经血管单元功能和全面血流稳态机制。血管 Aβ 的其他影响包括破坏血脑屏障和引发活动性炎症。此外，即使没有血管 Aβ 沉积物，可溶性 Aβ 也可引起异常的血管性反应和诱导炎症介质的激活，包括基质金属蛋白酶-9 和基质金属蛋白酶-2。

（郑国庆　李　新）

四、淀粉样血管病的临床表现

CAA 可能完全无症状，特别是 80 岁以上的老年人。淀粉样物沉积在脑小血管壁至一定程度使血管结构受损会导致破裂出血造成脑叶出血和微出血；血管管腔闭塞导致缺血造成相关的病变如脑梗死、不完全梗死、LA 等。这些 CAA 相关病变单独或不同组合会直接或间接造成急性或慢性神经系统的不同临床表现，目前认识的至少有 4 种临床表现：①症状性脑实质内出血；②认知功能障碍和痴呆；③快速进展的认知功能障碍和神经功能下降；④暂时性神经功能障碍。

（一）症状性脑实质内出血（Intracerebral haemorrhage，ICH）

1.脑叶出血　老年 CAA 患者最多是因发生症状性、自发性脑叶性 ICH 而得以认识和诊断。大部分（＞75%）老年人的 ICHs 被分类为自发性（有时也称为原发性或非创伤性）。自发性 ICH 的两个主要病种是高血压性小动脉病和 CAA 的小动脉破裂所致。高血压性小动脉病是因小的豆纹动脉穿支的脂肪玻璃样变性和纤维素样坏死为特征，其被认为是深部和幕下（基底节、丘脑、桥脑和小脑）自发性 ICH 的重要原因。相反，CAA 相关的 ICHs 则更易累及皮层—皮层下区域（脑叶，特别是枕叶和颞叶），较少累及小脑，几乎不累及深部和脑干结构，此现象反映了基础微血管病的分布。对于枕叶为何易受累尚未完全了解，但有一个假说认为是因枕叶小动脉更加曲折因而损害了血管周围的排出系统所致。

临床病理研究显示 CAA 相关 ICH 占所有自发性 ICH 至少 5%～20%，并且与脑叶 ICH 关系最密切。然而，把 ICH 归因于 CAA 在方法学上有难度：大多数病理学的病例对照研究未能系统地控制 CAA 的潜在混杂危险因素，包括认知功能障碍、种族或年龄，而且，病理学研究都是比较低级别与中度至高级别 CAA 时才发现 ICH 的患病率的差异，提示轻度 CAA 可能不是 ICH 的高危因素。因为在人群基础研究中，很多老年人有临床下 CAA 而无出血，可能 CAA（特别是轻度）本身不足成为 ICH 单独的病因，但可能与其他因素诸如高血压、神经变性病理或应用抗凝药物相互作用而造成 ICH。

2.CAA 脑出血的临床表现　CAA 相关 ICHs 拥有一些独特的神经影像学特征。然而 CAA 相关 ICH 的临床表现与其他形式的脑叶 ICH 相似（如源于肿瘤或动静脉畸形），并随 ICH 的出血量和部位不同而有所变化。患者通常表现为局部神经功能缺失的急性卒中综合征，可能伴随头痛、恶心、呕吐、癫痫发作和/或不同程度的意识障碍（尤其是大量的脑叶出血）。可能有轻微的头部外伤史，可能外伤使 CAA 患者易于发生 ICH。典型的脑叶出血比深部 ICH 更易引起急性癫痫发作。CAA 的首次 ICH 的临床症状可能相当轻微，但是再出血的风险却很高；事实上，短时间内再出血（几天到几星期）可呈丛集发生的 ICH 为特征，其临床症状则更严重。从较长期来看，脑叶 ICH 的幸存者比深部 ICH 的幸存者复发的风险更高，在老年人群中每年复发率约为 10%。复发性出血为典型的脑叶出血，通常发生在首次 CAA 相关出血的同一脑叶，同时多发性脑叶出血是 CAA 相关 ICH 的特征。脑叶 ICH 通常预后差：预后不良的预测因素包括高龄和血肿体积较大；反之，小的表浅的不破入脑室的 ICH 预后较好。

3.抗凝剂相关出血　CAA 可能是与口服抗凝剂相关的 ICH 的一个重要危险因素或原因。抗凝剂相关 ICH 的发病率在过去的十年里增加了 5 倍，目前占所有 ICH 的 15%，这个趋势可能是因为患有房颤的老年患者应用华法林预防心源性脑栓塞增多所致。脑血管完好无损时，抗凝剂的应用本身不会引起 ICH，但如果存在 CAA 使血管变得脆弱易碎，抗凝剂的应用则成为 ICH 的加重因素；脑微出血（CMB）本来是无症状和自限性血管渗漏，若发生在严重 CAA 累及的血管，则完全可能形成危及生命的血肿。有证据支持 CAA 与抗凝剂相关 ICH 相关联，包括如下观察结果：第一，大多数这类 ICH 发生在抗凝治疗国际标准化比率（INR）的治疗范围内，提示脑小血管固有功能紊乱是非常重要的；第二，ApoEε2 等位基因在华法林相关 ICH 患者中比在应用华法林无 ICH 的患者中更常见，这点支持 CAA 在 ICH 的作用。虽然 CAA 可能是相当一部分抗凝剂相关出血的基础，但是仍急需针对这方面的前瞻性研究以进一步阐明（在英国，一项大的前瞻性 MRI 研究目前正在进行中：http：//www.ucl.ac.uk/cromis-2）。

CAA 也可能是溶栓后 ICH 的危险因素：自发性 CAA 相关和溶栓相关脑出血具有某些共同的特征，包括多发生于脑叶区域、出血的多发性、年龄依赖性和伴随有痴呆和脑白质疏松。在一项小规模的研究中，5 例急性心肌梗死溶栓后 ICH 患者 2 例有严重的 CAA。

（二）认知功能障碍和痴呆

现在越来越多的证据表明 CAA 是认知功能障碍的一个重要的病因，尽管剖析 CAA 为认知功能障碍的独立病因，由于与其共存的 AD 和其他年龄相关的病理所混淆（如高血压性小动脉病）而不能结论。不过，在以人群为基础的临床-病理学研究中，CAA 的患病率在痴呆的患者中始终高于非痴呆的患者。在医学研究协会以人群为基础的认知功能和老龄化的研究中，CAA 与认知功能障碍显著相关（OR 9.3，95% CI 2.7～41.0），即便是在控制年龄和 AD 痴呆相关的神经病理学改变（如 Aβ 的神经突斑和弥散性斑快）后仍相关。与此相似，亚洲 Honolulue 老龄尸体解剖研究揭示痴呆病人的严重 CAA 患病率显著高于非痴呆病人（43% vs24%）。CAA 可能加重 AD 患者的认知功能障碍：与单独 AD 相比，CAA 合并有 AD 的病理学改变患者生前有更严重的认知功能障碍，即便是控制了年龄、神经元纤维缠结和淀粉斑的数量、梗死和 ApoE 基因型后仍如是。关于 CAA 相关的认知功能障碍具体形式的研究很少；最近的一项尸体解剖研究发现在排除 AD 病理变化和其他潜在协变因素后，中度至重度 CAA（占研究人群的 19%）与特定的认知域功能低下相关，尤其是感知速度和情景记忆。CAA 引起认知障碍的病理生理机制尚不十分清楚，但是脑影像学相关病变包括脑的微出血、微梗死和白质病变等和认知功能障碍有关，如最近 The Rotterdam 影像学研究对 3 979 名无痴呆患者以微出血的数量和 MMSE 等认知功能障碍量表测定为依据发现：存有多数微出血，特别是严格脑叶微出血患者多伴有认知功能测定的执行功能障碍，在调整小血管病的血管危险因素和其他影像学标志后仍是如是。该结果提示微出血对认知功能的独立致病作用；该研究的结果也提示高数量的脑叶微出血可能是 CAA 某阶段的表现之一；也支持微出血在 AD 的发病机制中，CAA 和高血压小动脉硬化相互作用而起致病作用的观点。

因此，CAA 是神经变性疾病（特别是 AD）和脑血管疾病病理学之间相互关联的重要桥梁。目前认为血管性认知功能障碍（VCI）和 AD 作为一个连续的统一体，二者间有复杂的相互作用和共同的危险因素。CAA 似乎可以加剧神经病理对大脑的有害影响，降低痴呆发生的阈值。阐明 CAA 本身对认知功能的影响十分重要，因为这可开辟新的治疗策略。

（三）快速进展的认知和神经功能减退：CAA 相关性炎症

CAA 相关性炎症（也称为大脑淀粉样血管炎，β淀粉样变性相关性血管炎和大脑淀粉样炎性血管病变）是造成认知功能障碍的直接原因，临床上不常见或认识不足，其有明显特征的临床表现。典型的 CAA 相关性炎症主要影响老年人，临床表现为急性至亚急性的认知功能减退、头痛、行为改变、癫痫发作和局限性神经功能症状。典型的 MRI 表现包括片状或融合的非对称 T_2 加权或者 FLAIR 的白质高信号（伴有或不伴有占位效应以及软脑膜或脑实质增强）。T_2*加权梯度回波（T_2*-GRE）或者磁敏感加权序列（SWI）可能显示先前发生的脑叶出血和/或多发皮质或者皮质下微出血。主要的鉴别诊断包括感染（特别是进行性多灶性白质脑病）、神经类肉瘤病、免疫相关疾病（例如：急性播散性脑脊髓炎）和恶性疾患。确定诊断需要大脑和软脑膜的活组织检查，发现血管周围的炎症，伴有单核或多核巨细胞浸润，并有 Aβ 沉积的血管和/或显著的血管炎。尽管 CAA 相关性炎症的临床进程变异很大，但是提高对它的识别十分重要，因为其对免疫抑制治疗（例如大剂量的皮质类固醇或者环磷酰胺）很有效。这一独特的综合征和 AD 患者使用抗人 Aβ 免疫治疗后发生的脑膜脑炎珠联璧合，其尸检发现有 CAA 相关的炎症和/或血管炎。

（四）暂时性局灶性神经症状发作（Transient focal neurological episodes，TFNE）

暂时性局灶性神经症状发作（TFNE）是散发性 CAA 另一多见的特征临床表现，也被称为"淀粉样蛋白发作"，但临床认识率低。CAA 相关的 TFNE 其临床表现特征为反复性、定型和短暂的发作，一般少于 30 分钟，通常在几分钟之内。

TFNE 临床表现可分为阳性症状和阴性症状两大类：（1）阳性局限性症状："先兆样"扩展性感觉异常、阳性视觉现象（通常为与偏头痛先兆相似的阳性视觉症状）或肢体抽动（部分运动癫痫样发作）。先兆样感觉异常多累及面或手，也有累及嘴角和手呈皮层手-口综合征样发作，是 TFNE 特征的发作形式。（2）阴性局限症状："暂时性缺血发作（TIA）样"突然开始的肢体无力、言语障碍或视力丧失。TFNE 与 CAA 的出血的某些类型有关：包括在与发作对应的皮质区域，神经影像学发现的脑微出血、脑凸面蛛网膜下隙出血（cSAH）。诊断和认识 CAA 相关发作具有重要的临床意义，因为有些 CAA 相关发作患者，发作过后会发生严重的症状性 ICH；若将此类发作误诊为短暂性脑缺血发作（TIA）并应用抗血小板或抗凝剂治疗，将会造成本可以避免的颅内出血。CAA 短暂发作的机制尚不清楚，但可能包括癫痫发作样的活动（可能与小面积的出血相关，例如：微出血、脑凸面 SAH 或皮层表浅铁沉着症）；淀粉样蛋白或出血对局部皮质功能的直接影响；或扩展的皮质功能抑制。在很多报道的病例中，发作对抗癫痫药物有效和其扩展的性质支持其病理生理学是癫痫发作样机制。有报道 6 例短暂性发作患者的 4 例对抗癫痫药物有效，而另外 2 例在停用抗血小板治疗后症状得以改善。有报道称在 CAA 中也有典型的 TIA 样发作，但此类发作是否真正是由缺血引起，是否需要抗凝药物治疗这都需要进一步验证。

（王晓丹　李　新）

五、CAA 的神经影像学表现

与 CAA 相关的 MRI 的重要表现（图 2-4-1）包括：①脑微出血（Cerebral microbleeds，CMBs）；②白质病变或白质稀疏（leukoaraiosis，LA）；③脑凸面蛛网膜下隙出血（Convexity subarachnoid haemorrhage，cSAH）；④皮层表浅铁沉着症（Cortical superficial siderosis，CSS）；⑤无症状的急性缺血性病变。

（一）脑微出血（CMBs）

过去十年随着 MRI T$_2$*加权序列的广泛应用，使得 CMBs 的检出率增加：CMBs 为小的、边界清楚的、低信号、圆形病灶，其在常规 MRI 上无法检出。组织病理学研究表明，微出血是由含铁血黄素（一种血液分解产物）沉积的巨噬细胞的局限性积聚，多位于受高血压或 CAA 影响的异常小血管邻近。越来越多的证据表明高血压小血管病的微出血发生在脑深部区域（基底节、丘脑和脑干），而 CAA 的脑微出血特征分布在脑叶，尤其是顶叶。有研究显示脑叶（但不是深部）微出血与 ApoEε4 基因有很强的相关性，该等位基因与 CAA 的关系已经被证实。最近使用匹兹堡复合物 B（PiB）研究淀粉样物成像发现临床可能的 CAA 患者的 CMBs 相当于高浓度的淀粉样蛋白区域。此外，CMBs 是脑叶出血复发的危险因素，提示 CMBs 对 CAA 的预后起重要作用（对 CAA 的诊断一样重要）（图 2-4-1，彩图见附录）。

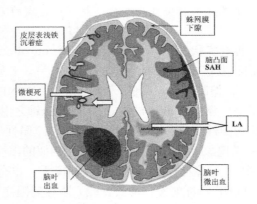

图 2-4-1　散发性脑淀粉样血管病变在 MRI 上所见的出血和缺血的示意图

最近的人口基础研究显示脑叶微出血（尤其是在大脑后部区域）在社区居住的老人中占很大比例，提示这些人有无症状临床 CAA，这有更重要的含义：如果脑叶 CMBs 可以作为 CAA 的诊断标志，那么这些无症状的患者使用新的治疗方法可能会延缓疾病的进展。

约 90%的 AD 患者尸检神经病理检查发现有 CAA，但 23%的 AD 患者神经影像显示有脑叶 CMBs，这可能反应 CMBs 发生在 CAA 晚期（与神经病理学发现一致）。常染色体显性遗传的家族性 AD 患者（在年轻时即有症状者）具有和散发性 AD 一样的脑叶 CMBs 患病率，这是有启发意义的观察，说明这些家族性 AD 患者是"纯"神经变性 AD 病人，并没有散发性小血管病（老年人，非 AD 性，和高血压有关）并存。曾经有观察提出 AD 患者存有多发脑叶 CMBs 的亚型，具有不同的临床显性和不同的治疗手段，这都尚需进一步研究验证。

（二）脑白质稀疏（LA）

脑白质稀疏是放射学术语，描述脑深部白质的变化（通常是融合的）的影像学发现。LA在CT扫描上显示低密度，在T_2加权成像或FLAIR成像上显示高信号，典型LA不侵犯皮质下U型纤维。病理表现包括脱髓鞘、轴突缺失和轻度胶质增生。CAA的LA的发病机制是脑室周围白质的慢性灌注不足以及由于淀粉样物沉积于小血管壁上而引起的血脑屏障破坏。CAA的LA的另一个可能机制是由于临床下缺血性损害（如只显微镜下可见的微观梗死）积聚所致。事实上，LA在CAA中是很常见的，且易发生在脑后部区域。虽然有研究表明CAA的LA与高血压小动脉病的LA相比，其分布区域无明显差异，但最近的一项调查研究表明，CAA相关的脑叶出血患者与正常老年人的相比，其枕叶突出的LA患病率高，这有待进一步的临床调查验证。LA对整体疾病的影响是重要的因素，尤其是造成进行性认知功能障碍的主要原因，因LA随着时间的推移而积聚加重。最近一项研究发现，CAA合并高血压患者LA的体积较无高血压患者更大，提示严格控制高血压可能降低CAA的脑白质稀疏的相关损害。

（三）脑凸面蛛网膜下隙出血（cSAH）与皮层表浅铁沉着症

非外伤的脑凸面cSAH与皮层浅表铁沉着症是最近认识的与散发性CAA相关的影像学特殊病种。cSAH是局灶性出血，通常最多累及几个临近的凸面脑沟，而无典型的囊状动脉瘤破裂所致的脑基底面SAH。虽然CAA的孤立发生的cSAH罕见，但在脑叶出血延伸到皮层表面所致者很常见。大型的队列研究发现，60岁以上患者中，CAA是孤立cSHA最常见的病因。最近一项对cSAH住院患者的回顾性连贯性研究发现CAA是老年cSAH患者的最常见的病因以及特征的临床表现是单发或反复发作的短暂性局灶性神经症状发作。近期对cSAH患者的另一项队列研究也报道了类似的结果。

皮层表浅铁沉着症是描述含铁血黄素沉积在大脑皮层的浅层，可能是因蛛网膜下隙反复出血所致。在MRI的T_2^*梯度回波序列上，皮层表浅铁沉着症表现为特征的"脑回"状低信号。Linn等最近发现与无CAA的对照组（平均年龄54岁）相比，临床诊断诊断为CAA的患者中检测到皮层表浅铁沉着症的患者达47.4%，这表明皮层表浅铁沉着症可能有助于CAA的临床诊断。CAA的皮层表浅铁沉着症与众所周知的中枢神经系统（CNS）表面的铁沉着症有不同，后者典型的表现是影响脑干和颅后窝（伴随小脑和脑干的症状和体征），而CAA相关的铁沉着症是累及大脑凸面，而且常伴随短暂的神经系统临床表现。

（四）弥散性加权成像的无症状的急性缺血性病变

神经病理学已证实无症状的缺血性脑梗死是晚期CAA的改变。近期的研究发现使用磁共振弥散加权成像（DWI）对发现小面积的急性缺血性病变极为敏感，并揭示了其活体的动态变化。最近有研究发现CAA晚期患者DWI的阳性病灶患病率极高，且与脑微出血共存，提示有共同的病理生理途径。Gregoire等最近证实在近期急性ICH后经常出现急性、临床下脑缺血损害，CAA相关ICH是其他自发性出血的3倍，且常伴随严重的LA和脑叶微出血，这提示这些病变都是由于与CAA相关的闭塞性小动脉病所造成，这些资料提示在CAA患者中出血（微出血）和缺血（微观梗死）之间的动态的相互作用，虽然这些发现对治疗和预后的意义尚需进一步研究。

（五）血管淀粉样蛋白的体内分子成像

常规MRI只能间接检测CAA的结果（如CMBs，cSAH和铁沉着症）而不是直接检测血管淀粉样蛋白本身。因此，大部分"无症状"CAA还不可能检测到。正电子成像技术通过几种放射性配体，如最常用PiB能对脑部淀粉样蛋白进行成像。Ly等证实CAA患者与健康老年对照组比较，其PiB的摄取率增高，并发现CAA患者与AD患者比较PiB主要储留在枕部。PiB正电子成像技术最终可以在活体患者检测到CAA，甚至先于CAA导致的症状性ICH或放射学结局（包括脑微出血）。

六、CAA 的临床诊断

（一）CAA 的临床诊断

临床上对老年脑叶出血，特别是多发性出血的患者应怀疑散发性 CAA，此外，对上述 CAA 的临床表现和影像学发现患者，在排除其他疾病病因的情况下也应考虑到CAA 的病因，特别是 CAA 小血管病和高血压小血管病在老年人多共存。

CAA小血管病在CT用于脑血管的常规检查前只靠病理学检查诊断，在CT广泛用于临床后，使脑叶出血得以及时认识而能做出临床诊断，但确诊仍需病理学证据。目前诊断CAA最常用的标准为Boston诊断标准就是以病理学检查和脑叶等出血部位将诊断的准确性分为四级。在缺乏直接的神经病理学检查时，CAA的诊断基于特征的神经影像学发现时分级为"可能的CAA"是临床实际最常用的临床诊断，其要求如下：

（1）年龄≥55岁。

（2）检测到多发脑出血性病变。

（3）脑出血局限于皮层或皮层下（脑叶）。

（4）排除继发性ICH的原因如动静脉畸形、头外伤、脑肿瘤、血管炎、缺血卒中的出血转换、血液病和过度抗凝治疗。

（二）经典的和修改的 CAA 的 Boston 诊断标准

1.经典的和修改的 CAA 的 Boston 诊断标准　自MRI广泛用于临床能检查到微出血等以来，对 CAA 相关的微出血、表浅铁沉着症等的影像学和临床表现的特征认知逐渐提高，在修改的 CAA 诊断标准中，这些 CAA 特征的影像学表现已被用于辅助或替代经典 CAA Boston 诊断标准中的 "脑叶、皮质或皮质-皮质下出血"以提高 CAA 诊断的特异性和敏感性。

表2-4-1　经典的和修改的CAA 的Boston诊断标准
修改标准添加部分

1.确诊的CAA
完整的尸检证实
脑叶、皮层或皮层下出血
严重的CAA血管病变
排除其他病因所致的出血病变
2.病理学支持的可能的CAA
临床资料和病理组织（血肿清除术和皮层活检组织检查）证实
脑叶、皮层或皮层下出血
标本有一定程度的CAA
排除其他病因所致的出血病变
3.可能的CAA
临床资料和MRI或CT证实
脑叶、皮层、皮层下多发出血（包括小脑出血）

【或单个脑叶、皮层、皮层下出血和局灶的[b]或弥漫的[c]表浅铁沉着症】

年龄≥55岁

排除其他导致出血的原因[a]

4.可疑的CAA

临床资料和MRI或CT证实

单个脑叶、皮层或皮层下出血

【或局灶的或弥漫的表浅铁沉着症】

年龄≥55岁

排除其他导致出血的原因

附注：a：其他原因导致的出血（与脑叶出血鉴别诊断）：

头部外伤史

缺血性卒中出血转化

动静脉畸形

肿瘤性出血

华法林治疗的患者INR>3

血管炎

抗凝治疗过度

b：局灶性铁沉着症：铁沉着限局于3个或更多的脑沟

c：弥散性铁沉着症：铁沉着影响至少4个脑沟

2.对修改的CAA 的Boston诊断标准的解释

（1）修改的CAA 的Boston诊断标准在经典的标准基础上，只对可能和可疑CAA诊断，应用了CAA特有的cSAH与皮层表浅铁沉着症。经典Boston诊断标准是以尸检、血肿切除术标本或皮层活检的神经病理诊断为基础的金标准，但对可能CAA（无需病理资料支持），其诊断的特异性极高，但其敏感性只有44%，这意味着56%严重CAA患者未能被诊断。理论上，脑叶CMBs和脑叶出血均代表血管破裂出血，故也应对诊断CAA提供同样价值的证据。最近有研究证实增加脑叶CMBs用于诊断CAA对其敏感性有所增加，特别是最近使用三维立体梯度回波T_2*成像技术（SWI）能发现更多数量的病灶，从而提高其诊断的敏感性，但对CAA诊断的准确性仍有待进一步研究确定，故在修改的新标准中未予以采用。cSAH与皮层表浅铁沉着症在CAA的ICH患者中有极高的患病率，而在其他病因的ICH中极其罕见，故将其应用到Boston的CAA诊断标准中只会增加其敏感性，而不会影响其敏感性。

（2）对有症状ICH的患者，T_2*梯度回波MRI和SWI技术在检测CMBs、cSAH和铁沉着症对诊断CAA的价值得到验证，但是对无较大的出血的其他综合征患者，如老年伴进行性认知功能障碍患者检测到这些影像学变化时也应高度怀疑CAA。另外，虽然目前T_2*MRI或SWI序列不是TIA样发作患者的常规检查，但是对于CAA相关的短暂性局灶性神经系统发作（淀粉样发作）患者会是十分有用的，但目前资料不足，故不做推荐。

（3）其他的生物学标志也可为CAA提供无创性诊断手段，尤其对脑脊液中Aβ浓度的检查。在AD患者脑脊液中发现Aβ42降低而不是Aβ40，在CAA患者与AD对照组相比脑脊液Aβ42和Aβ40的浓度均降低。另一个潜在的CAA的标志为视网膜改变（包括微动脉瘤和斑点状出血），所有这些潜在方法的目的是为在疾病早期（无症状阶段）识别CAA，从而给疾病的治疗或预防创造最佳的显效时机。

（李　新　王纪佐）

七、CAA 的治疗和预后

1.ICH的急性处理 对CAA或者CAA相关ICH没有特异的对症治疗方法。CAA相关ICH和其他自发性的ICH的处理基本相同。CAA相关出血血肿在发病后的数小时内增大，为治疗提供了可能的靶点。对于急性ICH最有前景的治疗方法是降低血压，该方法在随机研究中已经被证实可以减少血肿的扩大，可能是通过降低超早期ICH中静水压来发挥治疗效应的；关于降低血压疗法正在进行大规模临床研究。神经外科手术在ICH中的作用有待进一步阐明，是目前研究的热点。虽然以前的观点认为CAA手术治疗具有引发脆弱的淀粉样变血管出血的高风险，但是现有的证据并不支持手术治疗的高风险的观点。事实上，神经外科手术清除血肿是相当安全的，至少对某些CAA相关ICH的病人，特别是血肿未破入脑室的75岁以下患者是安全的。目前对急性CAA相关ICH的急性期处理还是应严格遵循权威的循证医学指南的推荐意见，并结合患者具体情况由医生、患者和/或家属做出最后决定为宜。推荐参考美国AHA/ASA的 ICH的急性期治疗指南和最近研究的临床试验研究的进展。

对急性ICH研究的新治疗方法，预期对CAA相关出血患者也会有益的新治疗方法包括：针对ICH之后的一系列病理变化（例如：脑水肿、凝血酶释放、红细胞溶解和血红蛋白介导的神经毒性反应）的神经保护药物以及铁螯合剂（例如去铁胺），这些方法均在早期的试验研究中。

2.预防复发性ICH

（1）不宜使用抗凝和抗血小板药物：很多老年患者即有发生缺血性心脑血管病的高风险，也有发生出血性血管病的高风险，包括ICH。因此针对这些患者在ICH后实施血管二级预防的指征，怎样权衡抗血栓治疗的利弊成为临床上的一大难题。目前这方面的证据有限，只有一些小的病例对照研究和前瞻性观察研究。在最近一项关于自发性脑叶ICH患者的前瞻性队列研究中，在调整其他可能的ICH危险因素后发现：阿司匹林的应用仍与ICH复发相关（HR3.95，95%CI 1.6~8.3；p＜0.021）。再出血风险与后脑区域脑叶CMBs的数量和脑LA的存在（CAA病和其严重程度的标志）密切相关。Gregoire等在一项小规模病例对照研究中发现脑叶CMBs与抗血小板治疗关联的ICH相关，这也支持CAA与抗血小板治疗相关。另一项关于华法林治疗相关ICH和匹配的无ICH的华法林服用者的小规模病例对照研究显示华法林治疗和CMBs相关。尽管无随机对照实验研究，但是决策分析提示在CAA相关ICH患者中应用抗凝剂预防心源性栓塞性（房颤相关）卒中可引起ICH的弊大于利。

是否多发性脑叶CMBs（无症状性ICH）应用抗血栓治疗会招致将来发生ICH的高风险这需要进一步研究。在最近的一项荟萃分析汇聚集了1 461名ICH患者和3 817名缺血性卒中或TIA患者的资料，结果发现CMBs在华法林相关ICH比"自发性"ICH更常见。在一组接受抗血栓治疗（抗凝药或抗血小板药物）的768名随访患者的资料中，用药前基线水平存在CMB与用药后期发生ICH的风险增加相关，有显著统计学意义（OR值12.1；95% CI 3.4~42.5；p<0.001），但该研究没有区分脑叶和深部CMBs的影响的异同。

目前可以暂时结论：对诊断为CAA和症状性脑叶出血的患者应避免应用抗凝剂，除非有应用此类药物迫切的需要，预估其效益远大于复发性ICH的风险（如危及生命的肺动脉栓塞或机械心脏瓣膜）。

尽管抗血小板药物也增加CAA患者日后发生ICH的风险，但是以临床和影像学特征为基础筛选出那些具有较低的脑出血风险，而有较高的血管闭塞风险的患者使用抗血小板药物做二级预防还是合理的。对于一级预防，风险/获益率倾向于对多发脑叶CMBs的患者不给予治疗。目前急需随机对照临床试验以明确CAA的不同临床和影像学类型组的最佳抗血栓治疗方案。

（2）控制血压：最近的PROGRESS临床试验的亚组分析报告应用降压药物培哚普利（联合或不联合吲达帕胺）降低血压，在随访的3.9年时间里减少了77%可能CAA相关ICH的风险（95% CI　19%～93%）。尽管CAA相关ICH事件的总数很小，但这是第一个患者无论有无高血压，降血压治疗对CAA相关ICH有保护作用的临床试验。对80岁以上患者，降低血压还有其他益处，如降低心血管风险和死亡率。因此大多数CAA患者和症状性ICH病史的患者均应给予抗高血压治疗。

（3）他汀类药物的应用：最近，对他汀类药物作为ICH的危险因素引起越来越多的关注，这是因为一项卒中患者的阿托伐他汀SPARCL实验结果显示在接受高剂量药物治疗的患者中，ICH的发病率小幅上升；与缺血性脑卒中相比，对原有出血的患者危害更大（HR4.1vs1.6）。一项决策分析显示近期脑叶ICH患者他汀类药物治疗的风险可能大于任何潜在的益处。因没有充足的资料明确推荐使用他汀类药物，故在近期CAA相关ICH患者，应该尽可能避免应用他汀类药物。对于多发脑叶CMBs（不合并任何巨大出血）而怀疑CAA的患者，他汀类药物治疗的利弊还有待确定。

（4）疾病修正治疗的药物（disease modifying agents）：将来治疗CAA的重点是希望能在疾病自然进程的早期就能确诊患者，当发生ICH和痴呆之后，再使用能修正疾病发生和进展的任何治疗手段将为时过晚，不会产生理想的效果。CAA炎性变易型临床上比较罕见，所以难以获得随机双盲临床试验资料对治疗进行循证医学的指导，因此对CAA炎性变易型使用抗炎和免疫调节药物治疗是很合理的。然而对大多数的散发CAA病例今后的治疗的方向应集中在通过降低血管淀粉样蛋白的产生、沉积、毒性和/或血管淀粉样蛋白的清除途径来预防CAA的进展。一个可能推迟或抑制CAA进展的候选药物tramiprosate（Alzhemed），是一种离子化合物，可以结合可溶性Aβ，干扰淀粉样蛋白的级联反应发病。II期临床试验证实Tramiprosate对可疑CAA患者的安全性，支持可进行III期有效性临床试验。目前分泌酶抑制剂和/或抗Aβ免疫抑制疗法治疗AD患者得出的疗效和安全性的资料对指导研究CAA的疾病修正治疗均有借鉴价值。

（杜艳芬　李　新）

八、总结

在过去十年间，由于CAA病理生理学、临床表现、影像学表现及诊断的发展，我们对CAA的认识有长足的进步。

（1）散发性CAA是老年人中的常见病，随着人口的老龄化，将成为医疗保健的重要挑战。

（2）散发性CAA是认知功能下降和自发性或抗凝剂导致的脑叶出血的重要因素。

（3）CAA的短暂神经症状可能会误诊为TIAs，但是它具有特征性的临床特征如：短暂的形式固定的扩展性感觉症状的反复发作、部分运动癫痫样发作（如肢体颤抖和与偏头痛先兆相似视力障碍发作；临床医生必需认识这种CAA特有的临床表现，因为使用常规治疗TIA（多为大动脉粥样硬化斑块脱落的微栓子所致）的抗血栓形成药物（抗血小板药物和抗凝药物）治疗会增加发生ICH的危险。

（4）神经影像学的最新进展为CAA出血性和缺血性病变的动态表现提供了一影像学窗口。

（5）脑叶的CMBs，cSAH和皮层局限的表浅铁沉着症使患者生前既能得出可靠的CAA诊断，但确认这些发现与组织病理学的相关性尚需进一步研究。

（6）Aβ分子成像术可能会提高患者生前检测出CAA的能力，从而确定其实际的患病率和给社会造成的负担。

（7）转基因鼠模型领域的迅速发展对人类CAA的病理生理学提供了重要探究手段，包括血管周围排除引流系统的致病作用，以及ApoE不同基因型的效应各异影响。

尽管我们对CAA的了解有了很大的提高，但是对确定治疗及预防干预的靶点仍有许多有待需要解决的问题。可喜的是引人关注的CAA小血管病的有希望的诊断及治疗的进展已初露端倪。

（李　新　王纪佐）

参考文献

1. Biffi A，Greenberg S M. Cerebral Amyloid Angiopathy：A Systematic Review. J Clin Neurol 2011；7：1-9

2. Attems J，Jellinger K，Thal DR.et al. Review：Sporadic cerebral amyloid angiopathy. Neuropathology and Applied Neurobiology 2011，37，75–93

3. Charidimou A，Gang Q，Werring DJ. Sporadic cerebral amyloid angiopathy revisited：recent insights into pathophysiology and clinical spectrum　J Neurol Neurosurg Psychiatry 2012；83：124-137

4. Poels MMF，Ikram MA，Lugt VD，et al. Cerebral microbleeds are associated with worse cognitive function，The Rotterdam Scan Study Neurology. 2012；78：326–333

5. Cerebral Amyloid Angiopathy Pathology and Cognitive Domains in Older Persons. Ann Neurol 2011；69：320–327

6. Arvanitakis Z，Leurgans SE，Wang ZX，et al. When stopping the antiplatelet drugs stopped the 'TIAs'. Practical Neurology. 2012；12：36–39

7.Andreas C，Andre P，Zoe F，et al. Spectrum of Transient Focal Neurological Episodes in Cerebral Amyloid Angiopathy：Multicentre Magnetic Resonance Imaging Cohort Study and Meta-Analysis. Stroke. 2012；43：00-00.（DOI：10.1161/STROKEAHA.112.657759）

第五章 世界卒中日宣言

世界卒中日宣言是由前国际卒中学会（International Stroke Society，ISS）和前世界卒中联盟（World Stroke Federation，WSF）联合组建为"世界卒中组织"（World Stroke Organization，WSO）于 2006 年 10 月 29 日 9 月正式成立后发布的宣言，并将世界卒中日定为每年 10 月 29 日。世界卒中日宣言是由 WSO 副主席加拿大 Hachinski 教授起草和编写的。

一、世界卒中日宣言强调 TIA/小卒中是认知功能障碍和痴呆的危险性

宣言首先将 TIA 定义为短暂缺血性卒中（第七条）。宣言特将"认识、预防和处理血管认识功能障碍（血管性痴呆）"列为重点之一（第五条），特别强调 TIA/小卒中和临床下卒中造成和促进 VCI 和 AD 的危险。

2008 年世界卒中日的主题口号是"小卒中，大麻烦"。Hachinski 提出该主题口号强调小卒中，特别是临床下卒中的发生率是临床卒中的 5 倍，它更影响情感、思维、情绪和人格（血管性认知功能障碍），并提出 silent stroke 用词不当，因为英文 silent 是静止的和不活动的意思，将其称作临床下（subclinical）卒中较为合适。实际上若经仔细检查都可发现细微的神经心理和局限性缺陷。最近研究业已证实 TIA/小卒中的急性期和其后均可发生和促发认知功能障碍以及促进已存的认知功能障碍恶化。宣言强调 TIA/小卒中包括临床下卒中是预防和治疗的最佳时机，对血管危险因素等干预手段采取越早，收效越大。早期干预不只对 VCI 有效，对 AD 的发生与发展亦同样有效。宣言强调预防为主，预防的目的是防患于未然，效果肯定比出现重症卒中或痴呆再亡羊补牢的治疗要好。

二、世界卒中日宣言

卒中：可预防和可治疗的灾难性疾病。

（1）卒中日益增长——卒中可以预防。

（2）联合起来齐心协力预防卒中——世界范围少有的几个首要健康问题之一。

（3）保证将我们所知道的都付诸实际——预防是最容易实现见效的，正是我们的知识的用武之地。

（4）认识卒中的独特性——卒中有不同类型，缺血性（动脉阻塞），出血性（脑实质出血，蛛网膜下隙出血），各有其特有的过程要求不同的处理和康复治疗。

（5）认识、预防和处理血管性认识功能障碍（血管性痴呆）——临床下卒中的发生率是临床卒中的 5 倍，它更影响情感、思维、情绪和人格。

（6）组建多学科的队伍实施卒中的医疗和康复——以改善卒中患者的预后。

（7）全世界的群众都应积极参与卒中事业——群众以个人的能力所及支持或倡导卒中事业，最终得到最好回报的是他们自己将来的疾病危险的减少和良好的医疗。

三、世界卒中日宣言（全文）

（一）卒中是可以预防的——但是全球的发病率日渐增高

（1）人群的高龄化、不健康饮食和体力活动少等促进高血压、高胆固醇、肥胖、糖尿病、卒中、心脏病和血管性认知功能障碍的发生和发展。

（2）世界范围不论年龄、性别、种族、和国家，卒中造成 5.7 百万/年死亡，是全球的第二死亡原因（我国为首位）。

（3）4/5 卒中发生在低或中等收入的国家，防治卒中的支付能力很小。

（4）若针对卒中的现状无所作为，至 2015 年预期死于卒中人数将达到 6.7 百万/年。

（5）若现有的防治措施能真正落实和付诸实现，到 2018 年能避免 6 百万人死于卒中。

（6）在预防和处理卒中以及对因卒中残废患者的康复治疗有很多行之有效的手段，特别是预防。

（二）联合一切力量来预防卒中——世界范围首要健康问题之一

（1）但是对这种最常见的威胁人类健康和生命的疾病的研究，却和其他重要慢性疾病孤立分割开来。

（2）最常见的危险因素有：吸烟、体力活动缺乏、不健康的饮食（我国还有酗酒）等除造成卒中外，还是造成心脏病、糖尿病、慢性肺疾病、肿瘤以及阿尔茨海默（Alzheimer）病的病原性危险因素。

（3）所以，我们需要联合所有医疗卫生机构和单位，协力努力工作，预防这些病因性危险因素的增长趋势。

（三）保证将我们所知道的都付诸实际

预防是最容易实现见效的，也正是我们的知识的用武之地。但是预防却被忽略，所以我们应该：

（1）鼓励健康的环境，以支持健康的习惯和生活方式。

（2）鼓励使用有效的药物预防高危人群发病（一级预防）和已患脑血管病者再发病（二级预防）。但是，在很多发展中国家，这些药难以得到和支付困难；而在发达国家又难以合理的最佳使用。

（3）不鼓励使用未经规范临床试验证实的、价格昂贵的、和误导（如药理和所治疾病不符）的药物和治疗手段，理由是消耗过多的医疗资源，用于效/价不符的治疗和研究；结果是使得确实有效（效/价合理）药物和治疗手段被挤掉，不能造福患者。

（4）教育各级健康和医务人员：通过各种方式如普及教育、基础课程、网上资料、远程咨询等机会学习和提高临床实践能力。

（四）认识卒中的独特性

卒中有不同类型，缺血性（动脉阻塞），出血性（脑实质出血，蛛网膜下隙出血），各有其特有的过程要求不同的处理和康复治疗）。所以我们需要：

（1）研究这些卒中的病因和了解其发病机制。

（2）组织熟练的卒中专科队伍，包括内科医生、神经内、外科医生、神经放射、神经介入和康复专科医生共同处理这些特殊类型的卒中（所谓初级和高级的"卒中中心"）

（五）认识、预防和处理血管性认识功能障碍（血管性痴呆）

临床下卒中的发生率是临床卒中的 5 倍，它更影响情感、思维、情绪和人格。所以我们需要：

（1）血管性认知功能障碍（VCI）最常见，并可促进 Alzheimer 病（AD）的发生与发展。

（2）处理 VCI 和 AD 的共同危险因素（吸烟、高血压、高胆固醇、体力活动少、肥胖和糖尿病）。

（六）组建多学科的队伍实施卒中的医疗和康复——以改善卒中患者的预后

组织形式不能强求一致（无处没有例外），所以我们应该：

（1）建立简单但全面的卒中单元，卒中单元的价值早已被证实，即或是最基础的形式。

（2）鼓励跨学科的队伍发展专门技术和将新研究进展转化为实际。

（3）建立健康医疗系统（地区或全国）以满足个别病人的需要来战胜卒中，重回社会。

（七）全世界的群众都应积极参与卒中事业

群众以个人的能力所及支持或倡导卒中事业，最终得到最好回报的是他们自己将来能减少疾病危险的和获得良好的医疗照料。但这方面做的远远不够，所以我们应该：提高公众、政策制订者、和医药卫生专业人员对卒中病因和症状的认识。

1.卒中的症状是无痛的（缺血性），常常是暂时的（TIA）

2.出现下列症状是卒中的征兆应立即急诊

（1）突然的面部、胳臂或腿无力或麻木。

（2）突然不能说话或不能理解他人的语言。

（3）单眼视力丧失。

（4）突然丧失平衡。

（突然异常严重的头痛、出血）

3.向全世界发送统一和一致的信息 "卒中是可以预防和可以治疗的"。

（八）总结

（1）鉴于卒中是全球多发性疾病，它威胁生命、健康和生活质量

（2）鉴于有很多预防、治疗和康复卒中的手段

（3）鉴于专业人员和非专业群众了解卒中是行动的第一步。

因此我们宣布每年世界卒中日为：每年 10 月 29 日。

（李　新　王纪佐）

主要参考文献

1.Hachinski V. World Stroke Day 2008："Little Strokes，Big Trouble" Stroke. 2008；39：2407-2408

2.Hachinski V. World Stroke Day Proclamation Stroke. 2008；39：2409-2420

3.李新　王纪佐. 解读世界卒中日宣言 中华医学杂志　2010，90（1）：70

第三篇 Alzheimer 病（AD）

第一章 AD 的临床诊断

美国国家老龄研究所（National Institute of Aging，NIA）和AD学会（Alzheimer's Association，AA）成立一个专家组对1984年版阿尔茨海默病（Alzheimer's disease，AD）痴呆的诊断标准进行修订，于2011年4月19日发表了新的诊断指南，简称为NIA-AA诊断标准。新标准保留了1984年版很可能AD（probable AD）痴呆诊断的大体框架，吸收了过去27年临床应用经验，其最大亮点是将AD视为一个包括轻度认知损害（mild cognitive impairment，MCI）在内的连续的疾病过程，并将生物标志纳入到AD痴呆的诊断标准中，以便在研究中应用。AD痴呆的核心临床诊断标准将会继续成为临床实践中AD诊断的基石，而生物标志证据将会增加AD痴呆病理生理学诊断的特异性。新标准具有良好的适应性，不仅可以被无法进行神经心理学测评和先进的影像学检查以及脑脊液测量的普通医务工作者所使用，也可以被参与研究或临床试验、可以进行以上检查的专科研究者所使用。但由于现阶段缺乏足够的生物标准化研究，此标准尚未能提出具有可操作性的生物标记物诊断分界值。

第一节 序 言

由美国国家神经病及语言障碍和卒中研究所（National Institute of Neurological and Communicative Disorders and Stroke，NINCDS）-AD 及相关疾病学会（Alzheimer's Disease and Related Disorders Association，ADRDA）于 1984 年发表和命名的 NINCDS-ADRDA。临床 AD 诊断标准被广泛应用27年，多数临床病理研究证实 NINCDS-ADRDA 标准对"可能 AD"（probable AD）的敏感性达 81% 和特异性达 70%。该标准也用于临床试验和临床研究。2011 年 4 月，美国国立老龄研究所与 AD 学会（The National Institute on Aging and the Alzheimer's Association，NIA-AA）联合发布最新 AD 诊断标准，简称为 NIA-AA 标准。

近年，对 AD 临床表现以及生物学的知识取得长足的进展，使 NINCDS-ADRDA 标准显得滞后和需要更新，列举如以下几方面。

（1）AD 的组织病理（或其病理的代替物）包括很广的临床疾病谱（包括认知功能正常、MCI 和痴呆患者）。该标准使用 AD 病理生理过程包括所有的患者生前的生物学改变，其先于死后的 AD 神经病理诊断和神经病理学底物。AD 痴呆定义为临床综合征，是神经病理过程的结果。

（2）缺乏区分其他老年痴呆疾病特征的知识，如 Lewy 体痴呆、血管性痴呆行为变异型、额颞痴呆和原发性进行性失语，这些是在近 10 多年才广泛认识的。

（3）没有包括核磁共振（MRI）、正电子发射体层摄影（PET）以及脑脊液检测（现统称作生物学标志），现正开始努力将生物学标准合并用于诊断 AD 痴呆和 MCI。

（4）记忆障碍在所有 AD 痴呆患者中总是主要的认知功能缺损的推论应修改，近年发现几种 AD 神经病理生理过程的非遗忘型的临床表现型，如最常见的大脑后部皮层萎缩综合征，以及原发性进行性失语的语标缺乏亚型（logopenic-primary progressive aphasia，特征以语言缓慢，句法理解和命名困难，相似于 Wernicke 失语，伴有左后颞皮层和下顶叶萎缩）。

（5）缺乏有关 AD 的遗传学信息：3 个基因的突变淀粉样物前体蛋白（amyloid precursor protein，APP）、早老素（presenilin）1 和 2，其造成早年发生的常染色体显性遗传性 AD。

（6）已确定诊断 AD 痴呆年龄的截止点无价值：通过近 10 多年研究已确定 40 岁 AD 患者其病理生理和老年患者毫无区别，即或在 90 岁的极高龄患者虽其临床—病理关系较弱，但和年轻患者有同样的病理生理。国内仍有误将 AD 称作老年性痴呆和早老性痴呆。

（7）"可疑"AD（possible AD）痴呆的分类有极大的异质性，包括了一部分现在会被诊断为 MCI 的患者（VaD）。

NIA-AA标准是对传统的NINCDS-ADRDA标准的首次更新，是在NINCDS–ADRDA标准的基础上增添了现代的创新发现和观念，如临床学、影像学和化验室研究。

AD痴呆是该病的最终阶段，识别AD痴呆与医生和患者的关系最密切。该指南为医生提供评价认知功能障碍下降的原因和进展的评价手段，此外，并扩展AD痴呆的传统概念，将传统的记忆障碍和丧失作为AD的最重要的临床特征、诊断和鉴别诊断的重要标准扩展到其他认知障碍领域的下降，诸如命词困难、视/空间认知功能障碍、推理和判断障碍等也可作为AD痴呆的首发症状。生物学标志在某些病例有可能增加AD痴呆诊断的准确性和有助于鉴别诊断，但其常规用于临床实际的有效性和价值尚需进一步研究和评定。

AD的临床诊断仍采用传统诊断AD的两步诊断法，即首先是诊断痴呆，然后，第二步，再区分痴呆是由于AD所造成的。此外，NIA-AA标准仍采用传统的可能AD和可疑AD的称谓，以分级其诊断的准确性，因目前临床诊断，即或增添目前所有可利用的生物学手段也不能达到神经病理学诊断的准确性。

NIA-AA标准主要是为临床医生在无神经心理测评、先进的影像学和CSF检查的条件下提供的临床诊断标准；另外，也为具有上述研究条件的研究者和临床试验者提供参考的研究诊断标准。

本文主要介绍临床诊断标准。NIA-AA标准提出的痴呆诊断标准，称之为"所有原因痴呆的诊断标准"（criteria for all-cause dementia）；AD的诊断标准称作"痴呆由于AD"标准（criteria for dementia caused by AD）。

第二节　所有原因痴呆的诊断标准

所有原因痴呆的诊断标准（criteria for all-cause dementia）：以下仍简称痴呆。

（一）痴呆的核心诊断标准

所有原因痴呆的诊断标准：即痴呆综合征所有亚型都必需具有的核心临床标准。

在本节中，我们概括了所有临床使用情况的核心临床标准。因为痴呆的原因很多，我们将首先概述所有原因痴呆的诊断标准。痴呆的诊断应涵盖从轻度的痴呆到最严重程度的痴呆。当出现以下认知或行为（神经精神）症状时可诊断为痴呆（表3-1-1）。

表3-1-1　所有原因痴呆的核心临床诊断标准

当具备以下认知或行为（神经-精神）症状时就可以诊断为痴呆
1.工作能力或一般日常生活能力受到影响
2.工作和生活功能和执行能力较先前水平降低
3.无法用谵妄或重症精神疾病解释
4.认知功能障碍可由以下手段识别和诊断
①患者本人和知情人提供的病史
②客观的认知功能评价，使用床旁精神状态检查（MMSE和或MoCA）或神经心理学测试。神经心理学测试应该在常规病史以及床旁精神状态检查不能确定诊断时使用
5.认知或行为障碍至少包括以下两方面
（1）获得和记忆新信息的能力减退，症状包括：重复问话和谈论；错放个人物品；忘记事件及约会；在熟悉的环境中迷路
（2）推理和处理复杂任务的能力受损，以及判断力差，症状包括：对危险及安全的风险不能准确区分；不能处理财务；决策能力差；不能计划复杂或有序的活动
（3）视空间功能障碍，症状包括：不认识熟人的面孔或常见的事物，尽管视力良好却难以发现视线内的物体；无法操作简单的工具；或者穿衣时不能正确将衣服穿戴到正确的躯体的部位
（4）语言功能受损（说、读、写），症状包括：说话时找词困难、犹豫，说话、拼写和书写错误。
（5）人格、行为或举止改变，症状包括：非特异性的情绪波动，如激越，缺乏积极性、主动性，淡漠，失去动力，社交退缩，不合群，对活动失去兴趣，丧失理解和认同他人处境和情感的能力，强迫思维或强迫行为，社会上不可接受的行为

痴呆和轻度认知功能障碍（MCI）的区别取决于患者的工作能力或日常活动能力是否受到显著影响。这需由具有熟练技能的临床医师根据患者的具体情况和从了解的知情者中获得对患者处理日常事务的描述而做出的临床判断。

第三节　AD痴呆的诊断标准

NIA-AA标准提出的AD痴呆诊断标准按其准确性分为两类：
（1）可能AD痴呆（probable AD dementia）。
（2）可疑AD痴呆（possible AD dementia）。
此外为研究目的，还提出可能和可疑AD伴有AD病理生理过程证据的标准，只限于研究目的，在此不做介绍。

一、可能AD痴呆的核心临床诊断标准

1.可能AD痴呆　核心临床诊断标准（表3-1-2）

表3-1-2　可能AD痴呆的核心临床诊断标准

当患者具备以下特征诊断可能AD痴呆

1.具备前文提到的痴呆的诊断标准，此外，还需具有如下特征

（1）起病隐袭，在数月至数年逐渐起病，而不是数小时至数天突然起病

（2）明确的认知功能恶化史，由患者或知情者的报告，或医生或家属观察到的

（3）最初的和最重要的认知缺陷是以下分类之一，需通过病史和检查来证实

①遗忘临床表现型：这是AD痴呆最常见的综合征临床表现，包括学习和回忆最近学习的知识信息障碍，此外，还应当有至少一项如前文所述的其他认知领域的认知障碍的证据

②非遗忘临床表现型

——语言临床表现型：最突出的表现是找词困难，同时还应当存在其他认知领域的缺陷

——视空间临床表现型：最突出的表现是空间认知障碍，包括物体失认，面容失认，画片中动作失认和失读症。此外，还应当存在其他认知领域的缺陷

——执行功能临床表现型：最突出的表现是推理、判断和解决问题的障碍。同时还应当存在其他认知领域的缺陷

（4）当具有以下证据时不应诊断为可能AD痴呆

①确定同时存有脑血管疾病，定义为认知功能障碍的发生和恶化与卒中史的发生有时间的相关性；或者存在多发或大面积脑梗死或者严重的脑白质病变；或

②除痴呆本身外，还具有Lewy体痴呆的核心临床特征；或

③具有以行为改变为突出特征的额颞叶痴呆；或

④具有语义缺失为特征的原发性进行性失语或非流利/语法错乱的原发性进行性失语亚型，或

⑤共存其他活动性神经系统疾病、或非神经系统疾病或药物所致的认知障碍

注释：所有符合1984 NINCDS-ADRDA"可能AD"诊断标准的病人将满足以上的"可能AD"的现行诊断标准。

2.增加可能AD痴呆诊断可靠性水平

（1）可能AD痴呆有确定的认知功能下降：符合可能AD痴呆核心临床诊断标准的患者，有确定的认知功能下降的证据则肯定其病理过程是活动性和进展性的，但其病理过程并不是特指AD的病理生理。确定可能AD痴呆认知功能下降的定义如下：根据知情者提供的信息或通过正规的神经心理评估或标准化的精神状态检查证明有进行性认知功能下降的证据。

（2）AD致病基因突变携带者中的可能AD痴呆：符合可能AD核心临床诊断标准的患者，若存在一个致病基因突变的证据（APP或PSEN1或PSEN2），更加确定痴呆的病因为AD病理所致。但载脂蛋白E等位基因ε4 被认为是AD病理所致的特异性不足。

二、可疑AD痴呆的核心临床诊断标准

可疑AD痴呆的核心临床诊断标准：可疑AD痴呆的核心诊断标准应具备如下所述之一。

1.不典型的病程　不典型病程，但认知功能障碍的性质符合AD痴呆核心临床标准，不典型的病程为突然发生的认知障碍、或病史资料不足和不详尽、或进行性认知功能水平下降的客观证据不足；或

2.病因学混合痴呆的临床表现　病因学混合痴呆的临床表现，符合AD痴呆的所有核心临床标准，且具有下列证据。

（1）共存有脑血管疾病，定义为患者的卒中史和认知功能障碍的开始或恶化的时间相关；或者存在多发或大面积脑梗死，或者严重的脑白质病变。

（2）除痴呆本身的特征外，还具有路易体痴呆的表现。

（3）共存其他神经系统疾病，或非神经系统疾病或药物所致的认知障碍。

注释：所有符合1984 NINCDS-ADRDA "可疑AD" 诊断标准的患者不一定能符合以上的"可疑AD"的现行诊断标准，病人需要再评价。

三、用于AD研究目的的生物学标志

目前广泛用于研究的主要AD的生物学标志可分为两类：①脑淀粉样-β蛋白沉积的生物学标志：脑脊液Aβ42降低和阳性PET淀粉样物影像。②神经元变性或损伤的下游生物学标志：脑脊液tau增高、总tau和磷酸化tau（P-tau）和PET于颞—顶皮层18氟脱氧葡萄糖（fluorodeoxyglucose，FDG）摄取降低以及MRI于颞叶内侧、基底和外侧及顶叶皮层的不成比例的萎缩，P-tau可能对AD比其他性质的痴呆病更具特殊性。

虽然NIA-AA标准工作组认为符合AD痴呆核心临床并具有生物标记物证据的患者，可以更加确定该临床痴呆综合征的基础是AD病理生理学过程。但是工作组也不推荐将AD生物标记物的检测作为常规的诊断方法。主要是由于以下几点原因：①核心临床诊断标准具有良好的诊断准确度，适用于大多数患者；②还需要进行更多的研究，以确保包括使用生物标记物的诊断标准的设计是合理的；③不同实验室的生物标记物检测未能统一标准化；④在各级社区医疗环境大多不能进行生物标记物检测。特别是我国。现阶段只能在有条件的单位使用生物标记物作为研究手段，以确定单独或合并生物标志是否能增加AD病理生理学进程。

McKhann等（2011年）曾根据生物标记物的检测结果将其分为以下三类：明确的阳性、明确的阴性以及不确定，并预测AD病理生理学过程相关生物标记物，列举如表3-1-3，可作为进一步研究的参考。

表 3-1-3　合并生物标记物的 AD 痴呆标准

诊断类型	AD病因学生物标记物 Aβ（PET或CSF）概率		神经元损伤（脑脊液-tau，FDG-PET，　结构MRI）
（可能AD痴呆）			
基于临床标准	无资料	无法取得、相互矛盾或不确定	无法取得、相互矛盾或不确定
AD病理生理过程的3个水平的证据	中度	无法取得或不确定	阳性
	中度	阳性	无法取得或不确定
	高度	阳性	阳性
（可疑AD痴呆）（不典型临床表现）			
基于临床标准	无资料	无法取得、相互矛盾或不确定	无法取得、相互矛盾或不确定
AD病理生理过程的证据	高但不能排除其他病因	阳性	阳性
（痴呆不是由于AD）	低	阴性	阴性

McKhann G.M. et al. Alzheimer's & Dementia 7（2011）263–269 267

四、痴呆不是由于AD（dementia unlikely to be due to AD）

不符合AD痴呆的临床标准：

（1）无论是否符合可能或可疑AD痴呆的临床标准，有足够的证据诊断为HIV痴呆

或亨廷顿痴呆，或者其他少见的如AD叠加症。

（2）无论是否符合可疑AD痴呆的临床标准，Aβ和神经元损伤生物标记物均阴性。

五、有关生物标志问题的共识意见

NIA-AD诊断标准发表后，受到很多方面的质疑，特别是有关生物标志问题。

1.现有关生物标志在诊断AD价值的共识意见

（1）现有的生物标志无论单独或合并完全不能反映AD的病理表现（特有病理表现，更不能反映合并和共存的病理表现）。

（2）不能反映临床-认知功能障碍的有无或轻重。

（3）生物标志本身的技术和手段的统一标准化问题。

（4）在有条件的单位可用于研究目的，基因和生物标志可作为AD尸检病理诊断的辅助资料。

2.必需强调　目前已知的任何种类的生物标志，对了解疾病实质状况，无论其单独或合并都不如尸检的神经病理检查。

3.也应认识到该领域的研究正在快速进展　将来合并基因试验和生物标志可能用于神经病理和认知功能下降的辅助标志物。

（李　新　王纪佐）

第二章　MCI 由于 AD（MCI-AD）

一、序言

在该指南中首先使用"MCI 由于 AD"（Mild cognitive Impairment due to Alzheimer's Disease，MCI-AD）一词是指 AD 的症状性痴呆前期，是指相对于患者的年龄来说，其认知功能缺损的程度不正常，故诸如年龄—关联的记忆障碍和年龄—相关的认知功能下降等词都不应用。按照这种观念，"MCI 由于 AD"可被认为是多病因的"认知功能障碍，无痴呆（Cognitive Impairment That are Not Dementia，CIND）"的亚型，CIND 还包括头外伤、毒物或药物滥用或代谢紊乱。MCI-AD 的观念是表示该诊断标准的最终目的是识别那些有认知功能症状，但非痴呆的患者，而且他们主要致病的病理生理是 AD。和 AD 痴呆一样，MCI 由于 AD 目前还不能由化验室检查予以证实，只能靠医生的判断。这样，MCI 是一临床综合征，其只能由临床表现、认知功能检查以及生活能力检查为标准加以识别；也和 AD 痴呆一样，MCI 的病原除具有 AD 的病理生理过程外，还并存有其他致病认知功能障碍的疾病。但无论如何该标准可能识别那些以 AD 病理生理为主要病因的进行性认知功能障碍患者。

该指南推荐两套 MCI-AD 的诊断标准：分别用于日常临床工作和临床研究工作。

1. MCI 的核心临床诊断标准　核心临床诊断标准适用于所有的临床情况。有这样一个可广泛用于所有临床情况，不需要高度专业试验和/或手段的临床诊断标准是必需的。

2. 临床研究标准　结合应用生物标志，目前只试图用于临床研究目的，包括学术研究中心和临床试验。临床研究标准有很多不足之处：需要做更多的研究工作以确保包括生物标志的诊断标准能被适当设计；不同研究中心的生物标志研究方法的标准化以及生物标志的诊断截止点（cut-points）的经验不足；在不同的研究中心能使用和采用的生物标志不同。另外，因生物标志研究的不断进展和新发现的出现，临床研究标准需定期更新，在实际应用时应参考最新的信息。

二、MCI 的核心临床诊断标准

正如前面所讲述的，在考虑临床和认知障碍综合征特征时，重要的问题是要强调正常认知功能和 MCI、MCI 和痴呆之间很难划出明显和确切的界限，这需要靠临床判断。

（一）MCI-AD 的临床诊断标准（MCI 临床和认知功能综合征的标准）

MCI-AD 的临床诊断标准主要采用的是临床和认知功能综合征评定，不采用生物学标记物的标准（表3-2-1）。

表3-2-1　MCI-AD的临床诊断标准

★建立临床和认知功能障碍的标准

1. 对认知功能改变的担忧：由患者本人，或其他能提供信息者或医生的观察提供认知功能改变的信息（即认知功能随时间下降的病史或观察到证据）

2. 一个或更多认知功能领域损伤的客观证据，典型的包括记忆障碍（规范的床旁认知功能检查以确定多认知领域的认知功能的水平）

3.保存日常生活能力的自主和独立

4.无痴呆

★MCI的病因学检查与AD的病理生理过程一致

1.只要可能，尽量排除血管、创伤、内科原因导致的认知功能下降

2.只要可行，尽量提供认知功能纵向下降的证据

3.只要相关，尽量报告与AD遗传因素一致的病史

（二）对MCI-AD的临床诊断标准解析—MCI的认知功能障碍的特征

1.对应功能的认识

（1）对认知功能变化的关注：必需有对认知功能变化关注的证据，认知功能改变是指与以前认知水平比较而言。这种关注可以从患者、知情者或观察病人的有经验的临床医生那里获得。

（2）应该有一个或多个认知领域能力降低的证据，应低于患者年龄、教育背景的预期水平。如果反复评估，应该能显示出认知水平随时间推移明显下降，这种变化可以发生在多个认知领域，包括记忆、执行功能、注意力、语言、视空间功能。其中情景记忆损害（如学习和保持新信息的能力）常见于其后逐渐发展为AD型痴呆诊断的患者。

（3）保存日常生活能力的自主和独立：MCI患者通常在执行复杂工作有轻度问题，而这些任务是他们先前经常做的，如付款、做饭或购物。与过去完成这些活动相比，他们可能需要更长的时间、效率低下，且错误较多。不过，他们通常需要很少的协助或帮助就能维持日常生活能力的独立性。这个标准的应用具有挑战性，因为它需要了解患者现阶段的生活功能水平。值得注意的是，这类信息也是确定患者是否痴呆所必需的。

（4）无痴呆：患者认知功能改变必需非常小，不足以造成社会或职业功能明显损害的证据。应该强调的是MCI的诊断需要自身前后变化的证据。如果患者仅做一次评价，那么就需要从病史和/或认知功能受损情况超出患者预期水平的证据中予以推断。连续评估当然是最理想的，但在特定情况下可能是不可行的。

2.MCI的认知功能特点　重要的是要确定是否有认知功能减退的客观证据，如果有，需要由患者和/或知情者报告认知下降的程度。认知测评是客观评估患者认知功能损害程度的最佳选择。MCI者的认知功能测评分值通常应低于与他们的年龄和教育水平匹配的文化上同龄人的常模性资料的平均值的1至1.5个标准差（最好是所有受损的认知功能障碍领域）。需要强调的是该范围只是指导原则，而不是分界值（cut off scores）。

（1）认知功能的评估：正如前文所述，情景记忆（即学习和保留新信息的能力）的损害在随后进展为AD痴呆的MCI患者中特别常见。研究调查表明，有多种情景记忆测试对识别几年内进展为AD痴呆可能性高的MCI患者有用。这些测试有一个共同的特点是评估即刻记忆和延迟回忆，以确定患者延迟记忆是否保留。尽管不是所有的，但许多试验已证实在这方面有用的测试是多次单词表学习试验。这些测试显示了学习效率和在学习试验过程中的最大收获，同时也证明了，在即刻回忆时患者专注于完成任务，这种即刻回忆可以作为一个基线来评估在延迟回忆时保留信息的相对量。这种测试的例子包括（但不局限于）：自由和暗示选择性提醒试验、Rey听觉言语学习测试和加利福尼亚言语学习测试。其他情景记忆的检查包括：即刻和延迟回忆一个段落，如韦氏记忆量表（或其他版本）中逻辑记忆I和II，和非语言内容，如韦氏记忆量表修订的第一和第二的

视觉再现试验。

MCI患者中除情景记忆外，其他的认知领域可以受损，故检查除了记忆以外的领域是重要的，包括：执行能力（如随机应变、推理、解决问题、计划）、语言（如命名、流畅、语言的表现和理解）、视觉空间技能和注意力的控制（如简单和分配性注意）。许多验证的临床神经心理学测评对评估这些认知领域是有用的，包括（但不限于）：追踪试验（执行能力）、波士顿命名试验、文字和分类的流畅性（语言）、图形复制（空间能力）、数字记忆广度（注意力）。如果正式的认知测试不可行，那么认知功能可以使用各种简单的、非正式的方法来评估。例如，临床医生可以要求病人学习一个街道地址，然后几分钟后让他回忆（如天津市河西区平江道23号，刘晓东）。另外，医生可以要求病人命名3个物体（如钢笔、香皂、钞票），把它们放在房间的不同位置，然后在短暂的时间间隔后要求病人回忆物体的名字和它们的位置，这些方法在诊所看医生时相对容易操作，也会有相应的结果，但重要的是临床医师应认识到这些非正式测评对MCI早期有轻度认知障碍的患者可能不敏感，此外，这些方法通常不会评估记忆以外的认知领域。最后，必须认识到可能会出现AD的非典型临床表现，如AD的视觉变异（累及到后皮层萎缩）或语言变异（有时也被称为logopenic失语），这些临床表现也可与MCI由于AD一致。

（2）临床和认知功能测评总结：典型的临床和认知评估通常包括病人、知情者或观察病人表现的临床医生。认知功能下降可以通过病人的既往史，也可以通过知情者证实，或观察病人的临床医生获得。理想情况下，能够连续评估患者是非常好的，但在单一评估中，信息往往是从既往史推断出来的。评估病人的认知功能时发现，患者的认知功能超出了他们的年龄和教育背景的正常范围，但受损程度还不足以造成痴呆，损伤可能涉及一个或多个认知领域。临床医生确定患者记忆功能是否显著受损，是否其他认知领域损害明显，如空间和语言损害。如前所述，通常情况下，在随后进展为AD痴呆的患者中记忆是最常见的受损领域，患者常存在完成复杂任务的轻度功能障碍，但基本日常生活能力应该保存，并且不符合痴呆的标准。

（3）纵向认知功能评估：如前所述，MCI由于AD的患者有认知功能逐渐下降的证据，重要的是尽可能获得认知功能的纵向评估，获得认知功能随时间推移逐渐下降的客观证据对于建立正确的诊断和评估可能的治疗反应是非常重要的。

（4）关于认知功能评估的注意事项：需要强调的是，几乎所有的认知功能测评对不同年龄、教育和/或文化差异均是敏感的。年龄和教育标准可用于一些测试，但很少有标准适合年龄特别大的超高龄老人（年龄大于90岁的人），需要大量工作来确立在广泛文化差异人群中认知测试的可靠性。

3.MCI临床和认知障碍综合征的病因学与AD一致　一旦确定为临床和认知障碍综合征的患者与AD患者是一致的，但如果患者无痴呆，临床医生必须确定可能的病因，如变性、血管性、抑郁症、创伤、并存病或混合性疾病。资料通常来源于进一步的既往史和辅助检查（如：神经影像学、实验室检查和神经心理学评估）。为满足MCI的核心临床标准，需要排除可导致认知功能下降的其他系统或脑部疾病（如血管性、创伤和内科疾病），评估的目的是为增加潜在疾病是否与AD特征一致的神经变性疾病的可能性，该诊断策略类似于"AD导致的痴呆"的诊断标准，这可能包括寻找下列疾病的证据：帕金森综合征，包括以视幻觉和快速动眼睡眠异常为突出表现的路易体痴呆患者；多种血管危险因素和/或脑影像检查存在广泛脑血管疾病提示血管性认知功能障碍的患者；疾病早期突出的行为或语言障碍提示额颞叶变性，或在数周或数月内迅速出现的认知功能下降提示prion病、肿瘤或代谢性疾病。应该注意：一些疾病的病理学特征可以与AD并存（如路易体和脑血管病），特别是在高龄患者中。从诊断角度来看，在MCI患者出现血管性病理学改变尤其具有挑战性。因为AD病理经常与血管性病理并存，特别是在老年人，两者均可以导致认知功能障碍，我们很难确定哪种病理特征是造成患者认知功能障碍的主要原因。在超高龄老人（如年龄大于90岁），确定患者认知功能下降的病因更加困难，因对超老龄患者AD的病理学诊断标准仍不清楚。

（1）AD的常染色体基因突变的作用：另一个问题是遗传学在诊断中的作用。如果AD的一种常染色体显性是已知的（如APP、PS1和PS2突变），MCI很可能是AD痴呆的前期症状，大多数这种病例为早发型AD（即发病时间低于65岁），但这些患者从MCI发展到AD痴呆的时间过程仍然存在可变性。

（2）增加AD风险的基因：此外，在晚发性AD痴呆中也有遗传影响。迄今为止，一个或两个载脂蛋白E（APOE）的34等位基因是人们普遍接受的可以增加晚发性AD痴呆风险的唯一的基因变异，而32等位基因可以降低这种风险。有证据表明：符合MCI的临床、认知功能和病因学标准，同时载脂蛋白E34等位基因阳性的MCI患者在数年内进展为AD痴呆的可能性比无这种基因特征的患者要大。推测许多其他基因也发挥了重要作用，但比APOE作用小，这些基因亦可以改变AD痴呆进展的风险。

（三）用于研究目的的标准

临床研究标准是结合应用生物标志的研究标准，目前只试图用于临床研究目的，包括学术研究中心和临床试验。临床研究标准有很多不足之处：需要做更多的研究工作以确保包括生物标志的诊断标准能被适当设计；不同研究中心的生物标志研究方法的标准化；以及生物标志的诊断截止点（cut-points）的经验不足；在不同的研究中心能使用和采用的生物标志不同。另外，因生物标志研究的不断进展和新发现的出现，临床研究标准需定期更新，在实际应用时应参考最新的信息。

用于研究目的的标准是合并应用生物学标志（或标记物）用于协助诊断MCI。

1.用于检测AD的生物学标志（表3-2-2）

表3-2-2　用于检测AD的生物学标志

Aβ沉积物的生物标记物
脑脊液中Aβ_{42}
PET淀粉样蛋白成像
神经元损伤的生物标记物
脑脊液tau蛋白/磷酸化tau蛋白
体积测量/视觉评估的海马体积或颞叶内侧萎缩
脑萎缩率
FDG - PET成像
SPECT灌注显像
较低确认性生物标志物：功能磁共振成像激活研究、静止的BOLD功能连接、灌注磁共振成像、磁共振波谱分析、扩散张量成像、容量成分为基础的和多变量检测
伴随的生化改变

炎症生物标记物（细胞因子）

氧化应激（异前列腺素）

突触损伤和神经变性的其他标记物，如细胞死亡

缩写：Aβ，β-淀粉样蛋白；CSF；脑脊液；PET，正电子发射断层摄影术；FDG，18-氟脱氧葡萄糖；SPECT，单光子发射断层术；MRI，核磁共振成像；fMRI，功能磁共振成像；BOLD，血氧依赖水平；MR，磁共振

2.该工作组推荐按照发现的生物标志的有无和性质，对MCI分为4个确定水平

（1）高度提示AD所致MCI可能的生物学标志：1个Aβ标记物阳性和1个神经元损伤标记物阳性。

（2）中度提示AD所致MCI可能的生物学标志：1个Aβ标记物阳性，而神经元损伤标记物没有或无法进行检测，或者1个神经元损伤标记物阳性，而Aβ标记物没有或无法进行检测。

（3）生物标记物信息不明确的情况提示MCI：结果不明确（阳性或阴性不能肯定）或者生物标志检测结果相互矛盾，也包括未作生物标志的患者。

（4）不可能归因于AD的生物标记：Aβ生物标志和神经元损害生物标志皆为阴性。

但这标准还需要进一步验证，生物标志分析的标准化也有待解决，故在此只作简单介绍。

3.按生物标志4个水平对MCI-AD的分类和命名建议（表3-2-3）

（1）MCI-核心临床标准　（MCI—Core clinical criteria）

（2）MCI 由于 AD-中度可能（MCI due to AD—Intermediate likelihood）

（3）MCI 由于 AD-高度可能（MCI due to AD—High likelihood）

（4）MCI不是由于AD　（MCI—Unlikely due to AD）

表3-2-3　纳入生物学标志MCI-AD的类别

诊断类别	AD病因学生物学标志可能性等级	Aβ（PET或CSF）	神经元损伤（tau，FDG，sMRI）
MCI核心临床标准	无资料	相互矛盾或不确定/未检测	相互矛盾或不确定/未检测
由于中度可能 AD所致的 MCI	中等	阳性	未检测
由于高度可能 AD所致 MCI	高度	阳性	阳性
不可能的AD所致MCI	低度	阴性	阴性

M.S. Albert et al. / Alzheimer's & Dementia 7 （2011） 270–279

缩写：AD，阿尔茨海默病；Aβ，β淀粉样蛋白肽；PET，正电子发射断层摄影术；
CSF，脑脊液；FDG，18-氟脱氧葡萄糖；sMRI，结构磁共振成像

（李　新　王纪佐）

第三章　AD 的临床前期
（ preclinical stages of AD ）

　　AD 的病理生理过程被认为在诊断 AD 前很多年即已开始。这漫长的"临床前"阶段若能发现将会为治疗干预提供最佳的机会，但这必需首先阐明 AD 的病理发病过程和症状出现的关系。NIA-AA 召集一个国际工作组复习生物标志、流行病学和神经心理学证据，并提出建议确定能最好的预期从"正常"认知功能状态进展到 MCI 和 AD 痴呆的危险性。必需强调所提出的建议只是观念性框架和用药研究的操作标准，该观念性框架是基于现有的主要科学证据，有待纵向临床研究予以验证和提高。该推荐意见仅仅旨在用于研究目的，在目前绝无任何临床价值可言。只不过希望该建议会为进一步研究临床前AD 提供一共用的标题，以促进临床前 AD 的研究，最终，当某些疾病修饰治疗（disease-modifying therapies）被证实是最有效时会有助于更早的进行干预治疗。

　　临床前期是描述大脑变化的一个时期，包括淀粉样蛋白沉积以及其他早期神经细胞改变，可能已经在进行中。在这时候，尚没有明显的临床症状。在一些人中，淀粉样蛋白沉积能够在 PET 扫描及脑脊液分析中检测到，但对这些人来说，尚不知道是何种危险因素促使他们进展为 AD。这个时期影像学检查及生物标记物检测方法仅推荐用于研究，生物标记物仍在开发及标准化，不能应用于临床实践，故在此只做简单介绍。

一、序言

　　AD 临床前期只是一个概念框架，无临床实用价值。

　　AD 临床前期只是一个概念框架，旨在能在认知功能状态正常时，更准确的预估其从正常认知功能进展至 MCI 和 AD 痴呆的危险性，从而尽早采取针对性的预防和治疗措施。目前该概念和识别 AD 临床前期的手段皆不成熟，其必要性、可行性、实用性和科学性皆尚有不成熟，故其所提出是推荐只能用于研究目的，无何临床实用价值。

二、AD 临床前期的观念

1. AD 是从无临床症状进展到轻度和重度认知障碍的疾病（图 3-3-1）

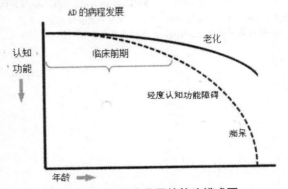

图3-3-3　AD临床发展的轨迹模式图

AD的临床前期阶段在轻度认知功能障碍（MCI）之前，包括尚未出现症状的常染色体显性基因突变携带者、无症状生物标记物阳性的老年患者，有危险进展为MCI由于AD及AD痴呆患者，以及已经证明生物标记物阳性的患者，从其自身基线水平认知功能有轻微下降的患者，其超过了典型老年的预期值，但还未达到MCI的标准。注意这个图表代表AD病理-临床连续性一个假设模型，但不意味所有AD-病理生理过程的有生物标记物证据的患者都将进展至疾病的临床时期。

2.AD的病理生理发病机制假说（图3-3-2）

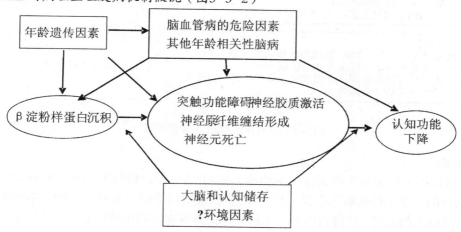

图3-3-2　导致认知功能障碍的AD的病理生理假说模型

按图引起认知功能障碍。这个模型假定Aβ沉积是上游事件，并和下游的突触功能障碍、神经变性及最后的神经元丧失相关联。虽然最近动物模型研究表明Aβ的特殊形式可能引起突触功能和形态学的改变，但仍不知道是否Aβ能够导致散发的晚发性AD的神经变性过程。年龄和遗传因素，及其他特殊宿主因素诸如大脑和认知功能的储备，其他的脑部疾病可能影响Aβ的应答和/或向AD临床症状发展的进程。

3.临床前期的3个阶段

为临床前期研究提出 3 个阶段：一些 1 和 2 阶段的人不会进展为 MCI 和 AD 痴呆，3 阶段者进展为 MCI 和 AD 痴呆的概率高些。但目前还不能确定无症状者的任何特殊生物标志和其后发生临床症状之间有肯定的因果关系。以下简介 3 个阶段仅供研究目的工作参考（表 3-3-1，图 3-3-3）。

表 3-3-1　临床前期研究的 3 个阶段

阶段	描述	Aβ（PET 或 CSF）	神经元损伤标志 （Tau，FDG，sMRI）	轻微认知功能改变
第一阶段	无症状脑淀粉样病	阳性	阴性	阴性
第二阶段	无症状淀粉样病+下游神经变性	阳性	阳性	阴性
第三阶段	淀粉样病+ 神经元损伤+ 轻微认知功能下降	阳性	阳性	阳性

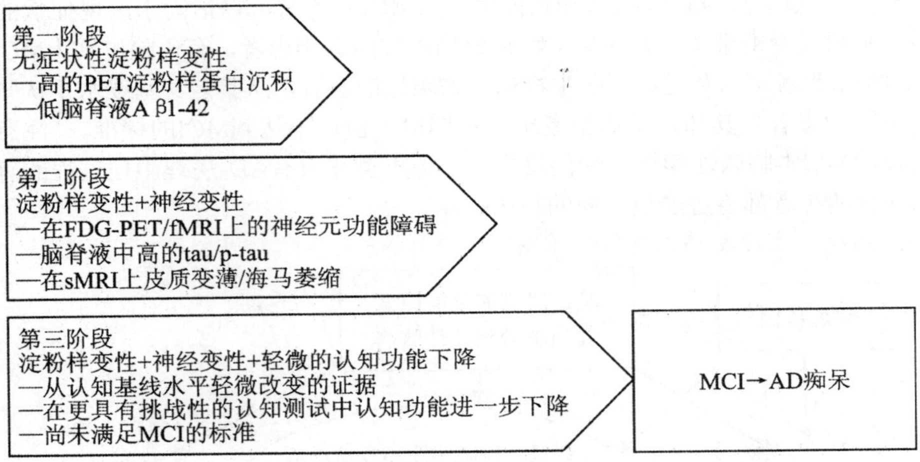

第一阶段
无症状性淀粉样变性
—高的PET淀粉样蛋白沉积
—低脑脊液A β1-42

第二阶段
淀粉样变性+神经变性
—在FDG-PET/fMRI上的神经元功能障碍
—脑脊液中高的tau/p-tau
—在sMRI上皮质变薄/海马萎缩

第三阶段
淀粉样变性+神经变性+轻微的认知功能下降
—从认知基线水平轻微改变的证据
—在更具有挑战性的认知测试中认知功能进一步下降
—尚未满足MCI的标准

MCI→AD痴呆

图3-3-3　临床前AD三个阶段图解

总结：

1.虽然该工作组多次强调应用生物标志的AD临床前阶段的设想和分期只能用于临床研究目的，绝无任何临床意义。但对AD临床前阶段诊断只靠目前生物标志结果就能做出受到很大的质疑，目前共识的意见是无论任何生物标志单独还是合并的结果都不能预测认知功能障碍的有无或轻重。

2.即或将来证实能正确诊断AD的临床前阶段，但实施"诊断AD临床前阶段"的伦理和实际问题必不可免会限制其实际应用的可行性。无疑对识别和证实无症状的正常人是处在痴呆临床前期是公众最关心的重要问题。最头痛的问题是"有谁会愿意知道自己在10年前后出现痴呆，而且无疾病修饰治疗（disease modifying therapy）可资利用，以延迟或阻止认知功能障碍的发生或发展"。因此产生的个人、社会和经济的负面影响是无法估量的。

3.为确定多数临床前期的人确实会发展为AD痴呆，阐明最能预测认知功能下降的生物标志和/或认知功能的内显性，以及确定可能的疾病修饰治疗。干预治疗能预防临床前期的人发生痴呆，预期认知障碍的可靠性和对无症状的人使用药物治疗不良反应的效益/危险性比率的权衡等问题的解决至少还需要10多年。另外，还有其他因素或疾病会影响临床前期发展为有临床症状的AD。凡此种种都是有待解决的问题。

（李　新　王纪佐）

参考文献

1.Jack CR，Albert MS，Knopman DS，et al. Introduction to the recommendations from the National Institute on Aging-Alzheimer's Association workgroups on diagnostic guidelines for Alzheimer's disease[J]. Alzheimers Dement，2011；7（3）：257-262

2.McKhann GM，Knopman DS，Chertkow H，et al. The diagnosis of dementia due to Alzheimer's disease：recommendations from the National Institute on Aging-Alzheimer's Association workgroups on diagnostic guidelines for Alzheimer's disease[J]. Alzheimers Dement，2011，7（3）：263-269

3.Albert MS，DeKosky ST，Dickson D，et al. The diagnosis of mild cognitive impairment due to Alzheimer's disease：Recommendations from the National Institute on Aging-Alzheimer's Association workgroups on diagnostic guidelines for Alzheimer's disease[J]. Alzheimers Dement，2011，7（3）：270-279

4. Sperling RA，Aisen PS，Beckett LA，et al. Toward defining the preclinical stages of Alzheimer's disease：Recommendations from the National Institute on Aging-Alzheimer's Association workgroups on diagnostic guidelines for Alzheimer's disease[J]. Alzheimers Dement，2011，7（3）：280-292

第四章　AD 的病理诊断标准
（2012 年 NIA–AA 的 AD 神经病理指南的简介）

AD神经病理诊断的现代共识标准是1977年由美国国家AD联合会老年/里根研究院对AD尸检诊断的共识推荐，称做NIA/里根标准（NIA-Reagan Criteria）或简称1997年标准。此后，对AD的认识和临床研究的手段进展很大，有必要对AD的病理评定标准进行更新。

新指南制订组成员是来自美国和欧洲一起更新和修订1997年的AD和其他老年人常见脑疾病的的神经病理评价。新指南认识到最近提出的AD临床前期；强调AD的评价包括淀粉样物质的沉积以及神经纤维的改变和神经突斑；确立了Lewy 体病、血管性脑损害、海马硬化和TDP-43 包涵体的神经病理评价方案以及推荐标准的方法怎样对具体病例进行神经病理评价和临床—病理的相互关系。

该 NIA-AA 修正病理指南是应用美国国家 AD 统筹协调中心（NACC）近 30 个 AD 中心的 1 200 例神经病理诊断的尸检资料为基础，它是直到 2010 年末为止最大的神经病理资料的研究。尸检患者中凡是原始神经病理诊断为非 AD 痴呆、死亡前 2 年内无临床评估的或存有可造成认知或行为障碍的内科疾病患者皆被排除在外。剩余的 562 例尸检患者中认知功能正常者 95 人（CDR = 0），MCI 患者 52 人（CDR = 0.5-3.0），痴呆患者 415 人，并复习最近的文献做出的修正。

一、2012神经病理诊断标准的新观念和1997年标准不同

1.1997 标准要求有痴呆的临床病史（特别是记忆），其目的是尽可能的解决患者痴呆的病因是否是由于 AD 所致，而 NIA-AA 修正病理指南取消必需痴呆病史的要求是因为：

（1）目前临床 AD 新观念包括 MCI 和 临床前期（preclinical phase）的建议。

（2）生前认知功能完整的老人，尸检却发现相当严重的 AD 病理。

（3）有证据支持在患者出现客观和主观的认知功能前，即有 AD 的病理过程存在。

2.现共识的意见是将临床病理称谓的"Alzheimer 病"一词从 AD 的神经病理改变的纠结中解脱开来。

（1）临床病理称谓的 AD：是指"认知功能和行为临床症状和体征是具有实质 AD 神经病理改变患者所具有的特征"；这正是最近 NIA–AA（2012）对 AD 临床 3 个连续阶段（临床前、MCI 和痴呆）的核心。

（2）2012 年的 AD 的神经病理改变：是指不论临床的背景（认知功能状态有无或程度），只是报告尸检观察到 AD 神经病理改变的存在与否及其范围和程度。

3.该指南是为病理学家在报告尸检发现时，对临床病理关系认识的参考。该指南强调脑淀粉样血管病（cerebral amyloid angiopathy ，CAA）应视为 AD 病理改变的一部分以及并存其他非-AD 病理改变 特别是脑小血管病病变、Lewy 体病变、海马硬化等在出现认知功能障碍等症状的病理意义。

二、AD 的神经病理改变

AD 特征性的神经病理改变是神经原纤维缠结（neurofibrillary tangles，NFT）和老年斑（senile plaques，SP）并被认为是 AD 神经病理诊断的要素。

1.神经原纤维缠结（NFT）

（1）NFT 是神经元内的原纤维，主要由异常的 tau 组成。NFT 可由各种组织染色或抗 tau 或磷酸-tau 抗原决定基的免疫组化检测出。

（2）NFT 的分期：早期最常见于边缘叶区，随疾病进展累及其他部位包括联合皮层和皮层下核团，甚或先于边缘叶区某些脑干区已出现。1977 年标准应用 NFT 的 Braak and Braak 分期将 AD 分为 6 期，后改为 4 期（表 3-4-1）。

表 3-4-1　Braak and Braak 分期（只基于 NFT）

Braak 分级	Braak 分期	NFT 分布
0 级	0 期：	无 NFT
1 级	I-II 期：穿内鼻期	内鼻皮层和相关区
2 级	III-IV 期：或边缘叶期	海马、杏仁核和轻度联合皮层
3 级	V-VI 期：或新皮层期	广泛分布在新皮层最终累及原始运动和感觉皮层

（3）神经毡丝（Neuropil threads）和萎缩性神经突（dystrophic neurites）是常与NET并存的病变代表含有NFT体的树突和轴突，能用于更精细的描述疾病。

2.老年斑（SP）　SP是细胞外淀粉样物 Aβ 肽的沉积，其形态和命名很复杂，老年斑-Aβ 沉积的变异有以下几个方面：

（1）神经突斑（neuritic plaques）定义：老年斑常见的亚型 Aβ 沉积在丛集的萎缩的神经突的中心，磷酸-tau 免疫组化多为阳性，神经突斑和神经元损伤关系最密切，特征以出现萎缩性神经突和更大局限性的突触丧失和神经胶质活化。

（2）非神经突结构的 Aβ 沉积，称作弥散斑、棉絮状斑、淀粉样湖和软膜下带（diffuse plaques，cotton wool plaques，amyloid lakes and subpial bands）。

（3）上述不同类型斑块在不同的脑区出现和发展，使病理学意义更复杂。

（4）遗传病因的 AD 也不总是造成广泛的神经突斑的 Aβ 。

（5）Aβ 肽是多种性质不同的蛋白，具有不同的长度、氨基和羧基终末、转译后的修饰和从小寡聚体及原纤丝到原纤维的各种聚集状态，各自具有特定的淀粉样物的物理化学性质。

（6）Aβ 斑块的分级：　1997 年标准采用以前开发的建立 AD 注册共识（Consortium to Establish a Registry for Alzheimer's disease ，CERAD）的神经突斑评分系统，该系统按组织化学检测的神经突斑在几个新皮层的密度分级，该指南对神经突斑评分即采用修订的 CERAD 系统。其后有几个对 Aβ 斑块方案提出，如 Thal 等提出按 Aβ 在脑多发区分布的阶段修改方案被该指南所采用。虽然这些方案的结果高度相关，但哪个单独方案或几个方案的合并使用更能全面反映 AD 神经病理实际情况还不清楚（表 3-4-2，3-4-3，3-4-4）。

三、新 AD 神经病理改变的 ABC 分级和病理包括的书写

1.AD 神经病理 ABC 3 要素的分级　新标准应用 A（Aβ）、B（NFT）和 C（神经突斑）3 要素：（B）NFT 采用 Braak 的 4 级分级，A β 沉积（A 应用 Thal 分级）和神经

突斑（C 应用 CERAD 评分）。

表 3-4-2　【A】Aβ 斑评分（改良 Thal 分级）

A0：无 Aβ 或淀粉样斑块
A1：Thal 分期 1 或 2 期
　　（在额、颞或顶叶切面的新皮层有 Aβ 或淀粉样斑块）
A2：Thal 分期 3 期
　　（附加海马 Aβ 或淀粉样斑块）
A3：Thal 分期 4 或 5 期
　　（附加新纹状体 Aβ 或淀粉样斑块）

表 3-4-3　【B】NFT 分期（改良 Braak and Braak 分级）

B0：无 NFT
B1：Braak 期 I or II
B2：Braak 期 III or IV
B3：Braak 期 V or VI

表 3-4-4　【C】神经突斑评分 （改良 CERAD）

C0：无神经突斑
C1：CERAD 评分稀少
C2：CERAD 评分中度
C3：CERAD 评分频繁

2.病理报告的书写　对所有病例，无论临床病史如何（有无认知功能障碍等）病理报告必需按照下列范例的格式书写：

"Alzheimer 病神经病理改变：A1，B0，C0" or

"Alzheimer 病神经病理改变：A3，B3，C3"

虽然脑淀粉样血管病（CAA）以及毛细血管 CAA 在这分级中未加考虑，但必需报告（如按 Vonsattel 等的 CAA 分级系统）以及并发的 ApoE ε4 等位基因的遗传。

3.AD 神经病理改变的水平和临床–病理的关系　ABC 评分被换算成 4 个水平的神经病理改变：即无、低、中度和高水平，见下表，可用以估计其临床-病理的关系。必需认识到外科活检标本，只反映局限区域的病理情况，而 ABC 在不同区域的分布不同，不能用于临床评估。

（1）AD 神经病理改变的水平（表 3-4-5）。

表 3-4-5　AD 神经病理改变的水平

【A】Aβ/淀粉样斑块评分（Thal 分期）	【C】神经突斑评分（CERAD）	【B】NFT 评分（Braak 分期）		
		B0 或 B1（无或（I/II）	B2（III/IV）	B3（V/VI）
A0（0）	C0（无）	非 AD	非 AD	非 AD
A1（1/2）	C0 或 C1（无到稀少）	低	低	低
	C2 或 C3（中度到频繁）	低	中度	中度
A2（3）	任何 C	低	中度	中度
A3（4/5）	C0 或 C1（无到稀少）	低	中度	中度
	C2 或 C3（中度到频繁）	低	中度	高

（2）AD 临床—病理的关系：

1）ABC 的 3 个参数 单独和合并 皆不能代表或指示临床症状的有无或轻重。只对有认知功能障碍症状的患者有一定参考价值。

2）在病理标本采取时，若患者无认知功能障碍，所见 AD 神经病理改变可能是先于症状前多年的表现。

3）在病理标本采取时，若患者存有认知功能障碍，所见的 AD 神经病理改变为"中度"或"高"水平，应该认为病理所见能适当的解释患者的认知功能障碍和痴呆。若神经病理改变为"低"水平，则患者的认知功能障碍是因其他疾病所造成。

4）在所有认知功能障碍的病例，不论 AD 病理改变的程度和范围，都必需确定有无其他可造成认知功能障碍的疾病（如 VBI、LBD 或海马硬化）的存在与否以及其影响的程度和范围。

5）对临床病史资料不完全的病例，大样本的临床病理研究提示典型的较高水平的神经病理改变可能和临床痴呆量表（CDR）显示的认知功能障碍有关。

6）颞叶内侧 NFT 在无明显的 Aβ 或神经突斑可见于老年人、无认知功能障碍的人、非 AD 病因所致的 MCI 或认知功能障碍的患者，这情况下需按临床或病理考虑其他疾病。

7）广泛的 NFTs 伴有少许 Aβ 淀粉样斑或局限性神经突斑相当不普遍，当其出现时必需考虑其他疾病，特别是 tau 病。

8）存在高水平的神经突斑，而 Aβ 斑评分低是极罕见的，应考虑神经突斑和弥散性斑比例，多是其他认知功能障碍或痴呆疾病所造成。

9）高水平的 Aβ 或神经突斑，而 NFT 的 Braak 分级很低必需考虑是共存疾病诸如 VBI、LBD 或海马硬化等所致。另外，应附加切片以及附加检查方法以证实其他非 AD 疾病的存在。

四、AD 神经病理改变的其他表现

常规组织病理方法很少直接评价的神经病理改变有：突触的丧失、神经元的丧失、萎缩、胶质细胞增生、白质变性改变、颗粒空泡变性、CAA和其他蛋白凝聚，诸如TAR DNA-结合蛋白（TDP-43）-免疫反应包涵体、Lewy 体（LBs）和肌动蛋白-免疫反应 Hirano 体。

这些病理改变和患者功能改变的时间关系在尸检标本很难确定。另外，可溶性的Aβ和tau也不能为常规形态病理技术所能发现的。

最重要的是必须认识到按照该新标准推荐的用NFT、脑实质内Aβ沉积和神经突斑作为AD神经病理改变的定义组织病理病变绝不能排除其他病理过程或病变是AD病理生理病因的可能性。

五、与 AD 神经病理改变共存的其他疾病

虽然 AD 是痴呆的最常见的原因，也有"纯"AD 类型存在，但最普遍的形式是与其他能造成认知功能障碍的疾病的病理改变并存。最普遍的共存疾病有 Lewy 体病（LBD）、血管性脑损害（VBI）和海马硬化（HS）以及其他神经病理改变，诸如嗜银性颗粒疾病和 TDP-43 包涵体。这些非 AD 特有的神经病理改变也可成为其他痴呆疾病的神经病理特有表现，如 Lewy 体痴呆，也可有不与 AD 神经病理改变并存的"纯"疾病类型。AD 神经病理改变达到特定数量，在共存有诸如 LBD 或 VBI 疾病时，其认知功能症状肯定会趋向恶化，然而，从尸检标本的观察是难以判断每种疾病过程造成患者认知功能障碍的比分或主次关系的。尽管如此，关键问题是必须确定有 AD 神经病理改变患者脑部的共存疾病的类型和范围。

（一）Lewy 体病（Lewy body disease，LDB）

LDB 是痴呆综合征的亚型，包括帕金森病和 Lewy 体痴呆（dementia with Lewy bodies，DLB），共有的神经病理特点是 α-突触素（α- synuclein）在某些脑区的异常积聚。Lewy 体（Lewy bodies，LDs）免疫反应为 α-突触素，故用免疫组化学予以检测其存在。LDB 不仅包括 LDs，还包括 α-突触素免疫反应的神经突（称为 Lewy 神经突）和细胞浆内弥散免疫反应的 α-突触素，当无典型的 LDs 发现时，这些发现可用于诊断LDB。

（1）LB多见于AD的神经病理中度到严重水平的患者，包括一些具有APP或PSEN-1突变的早年发病的家族病例 LB可独立存在，但多数情况下，有新皮层LB的痴呆患者多有共存的AD神经病理。

（2）不是所有具有LBs或相关病理改变的病例都有AD的神经病理改变，然而，AD神经病理和LBD之间确实相互关联，如多数情况下，新皮层LBs最多的痴呆病例也有共存的AD神经病理改变。

（3）临床有认知功能障碍的病例，"纯"LBD没有或很少AD神经病理改变相当罕见，多数为年轻患者。LBD也是PD（有无认知功能障碍或痴呆）的特征；也见于无任何认知和运动功能缺陷病史的老年人，这可能代表疾病的临床前期。

（4）LBD推荐分类：按照McKeith等（2005）发表的DLB的共识，该指南推荐LBD分类为：无LBs型，脑干突出型，边缘叶型，新皮层型（或弥散型）或杏仁核突出型。弥散型是临床诊断的lewy体痴呆（dementia with lewy bodies）多见的病理类型。

（5）LBD 的病理的发展：就临床认知功能障碍和痴呆的情况讲，DBL 的病理改变可能不是尾-嘴端型进展，这和 PD 不同（图 3-4-1 为 PD 的病理改变的尾—嘴端进展，彩图见附录）。但嗅球早期受累，故检查 LBD 病理时最好检查 1～2 个嗅球。

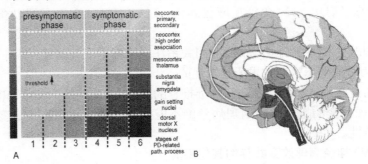

图 3-4-1　PD 病理改变尾—嘴端进展期图

（二）脑血管病和血管性脑损害（Cerebrovascular Disease and Vascular Brain Injury，CVD & VBI）

1.脑血管病和血管性脑损害（CVD 和 VBI）　于 70 岁后随年龄增长呈指数性增加，

和 AD 相似。VBI 是描述因 CVD（缺血和出血）和诸如拖长的低血压或低氧造成的系统性功能障所致的脑实质损害。所以 CVD 和 VBI 很常见于具有 AD 神经病理改变病例的尸检脑标本。目前还不能在某一既定患者确定 AD 或 VBI 在造成临床认知功能障碍上，二者致病性的主次关系。

2.造成 VBI 的 CVD 类型

（1）致病 VBI 的脑血管疾病主要类型有大动脉粥样硬化、小动脉硬化（非粥样硬化，也称作小血管疾病或透明变性），脑淀粉样血管病（cerebral amyloid angiopathy，CAA）。

（2）CAA：Aβ 阳性的 CAA 常和其他 AD 神经病理改变共存，也应为 AD 的神经病理标准之一，致使 AD 和 VBI 混杂交织不清。

（3）其他少见的 CVD 类型：有血管炎、非淀粉样变性病的 CAA、遗传代谢性小血管病，如 CADASIL（东方人还有 CARASIL，日本和国人皆有报道），代谢性小血管病如 Fabry 病等。这些小血管病影响血管的完整性，临床表现有认知功能障碍和痴呆，但无 AD 的神经病理病变。

（4）VBI 的特征表现：VBI 的特征为缺血梗死和出血。

1）脑缺血梗死：常按其大小分类为：领域梗死（直径>1cm，主干大动脉或其分支的梗死）和腔隙梗死（< 1cm，）皆肉眼可见，微观梗死（只显微镜可见）。微观梗死有多种病原如栓塞、小血管疾病和 CAA。其他形式的缺血损伤，诸如弥散性白质损伤也可发生，但其比梗塞更难以客观判断。白质损伤也可能代表原发灰质损伤后的二级变性改变和 Wallerian 变性。

2）脑实质出血：也分为肉眼可见的出血和微出血（MRI 可见），两种出血都和 CAA 和小动脉硬化（小血管病）有关。

在尸检标本上很难区分微观梗死和远期的微出血，所以统称微血管病变（microvascular lesions，MVLs）。

（三）海马硬化（Hippocampal Sclerosis，HS）

对 HS 的了解以及 HS 与 AD、额颞叶变性和 VBI 的关系发展迅速。

HS 的定义：海马构造的 CA1 和下托区的锥体细胞丧失和胶质增生，和同区域的 AD 神经病理不成比例。

HS可见于AD神经病理改变、额颞叶变性（frontotemporal lobar degeneration，FTLD）和VBI情况下，这反映不同种类的病原。大量尸检资料证实HS和认知功能障碍有关，虽然其二者的关系相当复杂。

（四）TDP-43包涵体（Transactivation response [TAR]DNA-binding protein of Mr43 kDa，TDP-43）

TDP-43蛋白病见于1/2 FTLD和泛素包涵体病例（有或无运动神经元病）、多数散发性肌萎缩侧索硬化和一些家族性肌萎缩侧索硬化病例。TDP-43-免疫反应包涵体见于多数HS病例。然而，在具有HS的VBI或癫痫病例，可能无异常的TDP-43-包涵体。TDP-43-免疫反应包涵体也见于部分AD神经病理改变或LBD病例以及其他神经变性疾病。现在还不清楚在这些神经变性病中，TDP-43改变是原发性，还是继发性或是共存的病理改变。

（五）其他需要鉴别的痴呆疾病

对所有痴呆的病例必需评估其AD神经病理改变，除上述讨论的疾病外，还有很多其他疾病可合并有AD的神经病理改变，特别是老年人群，在此只介绍 2 个值得叙述的重要疾病：tau蛋白病（tauopathies）和 prion 病。

1.额颞叶变性（frontotemporal lobar degeneration，FTLD）和其亚型的神经病理评估 最近对其病理学的命名和疾病分类有新的共识意见（2010），其推荐的主要分子分类有 5 型：FTLD-tau（已认识的类型包括Pick 病、皮质基底节变性、进行性核上性麻痹等）FTLD-TDP 、FTLD-UPS（泛素-蛋白酶体系统，ubiquitin proteasome system）、FTLD-FUS（肉瘤溶合物，fused in sarcoma）和FTLD-ni（无包涵体，no inclusions；也称作无特征组织病理痴呆，dementia lacking distinctive histopathology）。

对FTLD-TDP和FTLD-FUS应用免疫组化检测泛素，a-丝联蛋白（a-internexin），TDP-43和FUS有助于诊断。对FTLD-tau命名下的一组疾病，仔细确定异常tau和神经元丧失的形态改变和解剖分布，对缩小鉴别诊断的范围是重要的。免疫组化对3-重复和4-重复tau一些病例可能有用，tau异常的生化特征（如蛋白质印迹，Western blot）仍作为神经病理诊断研究的辅助方法。对一些tau病，诸如神经缠结—突出的老年痴呆、慢性外伤性脑病，或弥散性NFTs 伴钙化，必需仔细的证实神经缠结的密度和新皮层稀少的老年斑，因为这3种病和AD-型NFTs一样也有3-重复和4-重复tau。

就这方面来说，对诊断AD共存FTLD-UPS 或FTLD-ni 的病例几乎是不可能的。有必要在这里提出警告：审慎对待非-AD tau病的Braak NFT分级，因为神经元的丧失在这些疾病中，用适用于AD神经病理改变的普通组织化学染色方法是不能检出的。确实，某些FTLD-tau病例按Braak NFT分级位"无"，而用免疫组化或生物化学方法在新皮层或海马检测出广泛的异常tau。

2.Prion病 Prion 病的神经病理改变不仅和AD病理改变并存，而且，某些 prion 病的神经病理改变和AD病理改变重叠，这需要特殊的染色予以区别。

六、生物标志（biomarkers）的推荐

（1）推荐基因危险性和生物学标志（化学或影像学）可用于研究目的，以补助 AD 尸检诊断的的神经病理资料。

（2）必需强调：目前已知的任何种类的生物学标志，无论其单独或合并使用，对了解疾病实质状况，都不能替代神经病理检查。

（3）也应认识到该领域的研究正在快速进展，将来合并某些基因试验和生物学标志检测可能用于神经病理改变和认知功能下降的替代标志物。

七、讨论和进一步研究的领域

（1）多数神经病理研究一致同意：NFT的积聚和痴呆的严重性相关，而老年斑积聚的数量则与痴呆程度障碍的关系微弱，这可能部分是由于老年斑的多样性、检查方法和检测范围和其分类方案的不同有关。

（2）任何AD的神经病理变化都应认为是疾病的证据，都是异常的，但是AD神经病理评价的多面性以及它们与认知功能障碍的关系的多面性，要求在方法学和观念上应进一步精细的研究。附加的研究是有益的，但任何"共识"不仅总结和指导该课题，但也提出更多新问题。

（3）生物化学实验提供另一研究手段，其具有测定可溶性特殊性肽的优势，但哪种方法优于其他方法目前还不清楚，这需要更多的附加资料，重要的课题是要比较不同方法在评价在研究的不同脑区的病变负荷、检查组织的体积、各种不同试验的敏感性和特殊性、不同实验室和神经病理学家之间的标准化以及最终其临床认知功能等的关系。故目前生物化学手段只能用于有条件实验室的研究，尚不能用于临床实践。

（4）现在的观念认为Aβ沉积、异常tau积聚和神经突斑是AD的分子病理学是过度单纯和简单化了。最近的研究资料证实这些神经病理改变只不过是尚不了解的发病机制造成的副产物，例如，Aβ低聚体和纤维丝 tau（oligomeric Aβ 和 nonfibrillar tau）已经被认为是AD病理病变病程进展的关键致病物。需要发展评估附加的分子种类和确定其与临床和神经病理资料关系的新途径。应采用新方法和新手段对实验动物和人脑的显微镜所见病变的分子性质继续进行研究。

（5）AD的基因突变：现已知对AD的Aβ斑块和CAA有重要影响的基因有常染色体显型PSEN1，PSEN2，和APP基因突变或APOEε4等位基因，此外，无数其他基因变异和环境危险因素最近也被描述，但它们对神经病理改变的影响所知甚少。

（6）和评价新治疗相同，神经病理评估的解释可能需要采取治疗能造成的改变。AD神经病理改变的3个参数需要研究其与临床预后和化验室试验，包括生物流体（biofluid）生物标志和神经影像学的关系。

（7）该指南应用1977年AD诊断标准的Lewy体痴呆（dementia with LB ，DLB） 的共识病理标准，并合并使用评定LBs和相关的神经毡改变的分布和严重性方法，分类为脑干突出型、边缘叶型和弥散新皮层型，现已提出该标准需要更精细化。该新修订神经病理AD评价需要评估其对DLB分类的影响，这种研究应选用确诊的极特征的DLB患者组。

（8）脑灰质和白质的缺血性损伤比梗死、出血或微血管病变（MVL）的形成更复杂。然而，现在的病理学手段在评估这种类型的损害很不足，有待进一步发展。

八、总结

（1）该共识标准的目的是更新1977年AD的神经病理学标准，以期扩展标准应用范围能包括所有患者，而不仅仅是痴呆患者（不论其有无临床认知功能障碍的病史），这在1977年标准中是需要的，借此强调AD致病基础的神经病理改变是连续统一体。

（2）该共识标准的目的也强调共存疾病在神经病理评估的作用，更好的定义具有中度病理改变水平的患者的AD神经病理改变的致病作用；也考虑到新发现的基因和生物学标志资料在AD病变的神经病理评估中的作用。

（3）该共识的意见是"标准"必需是以资料为基础，主要集中在神经病理的标准，而不是临床标准，尽可能多的反应疾病发病分子机制的现代观。

（4）该共识推荐AD神经病理改变的ABC分级方案是基于该病的3个形态特征，即Aβ/淀粉斑（A）、NFTs （B）和神经突斑（C）。

（5）该共识推荐改变某些术语和命名，使得可以不顾患者的认知功能状态报告神经病理改变。

（6）该共识最终提出几个指导神经病理进一步研究时需要重视的课题。

（李　新　王纪佐）

参考文献

Hymana BT，Phelpsb CH，Beach TG et al. National Institute on Aging–Alzheimer's Association guidelines for theneuropathologic assessment of Alzheimer's disease.Alzheimer's & Dementia 8（2012）1–13

附　录

简易精神检查量表（MMSE）

1.定向力			
	时间：	星期几	1分
		几号	1分
		月份	1分
		年份	1分
		季节	1分
	地点：	医院	1分
		楼层	1分
		城市	1分
		省县　（直辖市的区街）	1分
		国家	1分
2.即刻记忆			
		苹果	1分
		桌子	1分
		硬币	1分
3.注意力和计算			
		从 100 连续减 7	5分
		（或：倒背述"瑞雪兆丰年"	5分）
4.回忆			
		苹果	1分
		桌子	1分
		硬币	1分
5.语言			
	命名：手表		1分
		圆珠笔	1分
	语言重复：团结就是力量		1分
	三级命令：右手拿纸		1分
		对叠好	1分
		放到地上	1分
	视读命令：		1分
	写句子：		1分
	画五角：		1分

总分	30 分

Kokmen精神状态简短试验（STMS）

亚试验	理想得分
定向力（Orientation）	
姓名，住址，现在所处位置（楼层），城市（或直辖市的区），省份（直辖市），日期，月，年	8
注意力（Attention）	
数字的跨度（1秒给1个数字，记录最长的正确跨度2、9、6、8、3，5、7、1、9、4、6，1、5、9、3、6、2	7
即刻回忆（Immediate Recall）	
4个无关的词（如：苹果、李鸿章、慈善、地铁）	
记录能记忆的事物的数目=N，试验的次数=n	4
最后得分= $N-(n-1)$	
计算（Calculation）	
（5×13，65-7，58÷2，9+11）	4
抽象思维（Abstraction）	
说出相同性（橘子、香蕉、狗、马，桌子、书架）	3
构造和复制（Construction and Copying）	
画一钟表的表面，时间为11：15（2分）	
按图画出一立方体　　　　　（2分）	
	4
知识（Information）	
（国家主席，第一任主席，什么是"岛"，每年几个星期）	4
回忆（Recall）	
（苹果、李鸿章、慈善、地铁）	4
总分*	38

附注：*总分=原始得分　（记忆试验的次数　1）

STMS使用和评分的指导

定向力（Orientation）

每项回答正确给 1 分，最高 8 分

注意力（Attention）

一般给5个数字，若回答正确，数字跨度可增加到 6 个，然后7个。评分按能重复几个数字跨度计算，最小为 0，最大为 7

即刻回忆（Immediate Recall）

若1次试验能记忆 4 个词者得 4 分，进行下一项检查。若不能则再次重复试验，最多再重复3 次，记录最多能记忆的事物的数目=N，和所用试验的次数（最多4次，包括第1次）=n

最后得分 $= N - (n-1)$

计算（Calculation）

每个正确回答给 1 分，共 4 分

抽象思维（Abstraction）

只有对相似性明确的抽象解释各给1分（如：橘子、香蕉=水果，狗、马=动物，桌子、书架=家具）；若只做相似性的具体解释（橘子、香蕉= 剥皮后吃，狗、马= 4 条腿走路，桌子、书架= 摆放书等物品用）或不能回答皆给0分。总分3分

构造和复制（Construction and Copying）

能完全画出11：15的钟表面和立方体图时各给 2 分，若能画出但不甚完整各给1分，若不能完成则给 0 分。最多4分

知识（Information）

每个正确回答各得1分，总分4分

回忆（Recall）

结束试验前，要求患者回忆立刻记忆的4个词字，不能暗示或提醒，每个正确的词字回忆各得1分，共4分

总分= 38分

普通话 MoCA 量表

Montreal Cognitive Assessment (MoCA) Beijing Version
蒙特利尔认知评估北京版

出生日期：
教育水平：　　　　　　　　姓名：
性　别：　　　　　　　　　检查日期：

视空间与执行功能			复制立方体	画钟表（11点过10分）（3分）	得分

戊　结束
甲
⑤
乙　②
①　开始
丁　④　③
丙

[ ]　　　　　　[ ]

轮廓　　数字　　指针

___/5

命名

[ ]　　　　　[ ]　　　　　[ ]　　___/3

记忆	读出下列词语，而后由患者重复上述过程重复2次 5分钟后回忆		面孔	天鹅绒	教堂	菊花	红色	不计分
		第一次						
		第二次						

注意	读出下列数字，请患者重复（每秒1个）	顺背 [ ] 21854 倒背 [ ] 742	___/2

读出下列数字，每当数字1出现时，患者必须用手敲打一下桌面，错误数大于或等于2个不给分
[ ] 52139411806215194511141905112　　___/1

100连续减7	[ ] 93　　[ ] 86　　[ ] 79　　[ ] 72　　[ ] 65	___/3

4~5个正确给3分，2~3个正确给2分，1个正确给1分，全都错误为0分

语言	重复：我只知道今天张亮是来帮过忙的人　　[ ] 狗在房间的时候，猫总是躲在沙发下面 [ ]	___/2

流畅性：在1分钟内尽可多的说出动物的名字　　　　[ ] _____（N≥11 名称 ）　___/1

抽象	词语相似性：如香蕉—橘子=水果　　[ ] 火车—自行车　　[ ] 手表—尺子	___/2

延迟回忆	回忆时不能提示	面孔 [ ]	天鹅绒 [ ]	教堂 [ ]	菊花 [ ]	红色 [ ]	仅根据非提示回忆计分	___/5
选项	分类提示							
	多选提示							

定向	[ ] 日期　　[ ] 月份　　[ ] 年代　　[ ] 星期几　　[ ] 地点　　[ ] 城市	___/6

© Z.Nasreddine MD　Version November 7, 2004

Beijing version 26 August , 2006 translated by Wei Wang & Hengge Xie

www.mocatest.org

总分　　___/30

香港廣東話版蒙特利爾智力測試

姓名：
教育程度：　　　　　　　出生日期：
性別：　　　　　　　　　測試日期：

視覺空覺/執行		分數

戊 完成　　甲

⑤

① 開始　　乙　　②

丁　　④　　③

丙

抄畫立方體

畫時鐘 (11點2)
(3分)

[ ]　　　　　　[ ]

[ ] 外形　　[ ] 數字　　[ ] 指針

___/5

名稱

[ ]　　　　　　[ ]　　　　　　[ ]

___/3

記憶	讀出一系列詞語，由測試對象複述。進行兩次嘗試。五分鐘後再憶述。		面孔	絨布	寺廟	菊花	紅色	不計分
		第一次嘗試						
		第二次嘗試						

專注力	讀出一系列數字 (每秒讀一個).	測試對象需要順序背出數字　[ ] 2 1 8 5 4	___/2
		測試對象需要倒序背出數字　[ ] 7 4 2	

讀出數字。當主考人讀到 1 時，測試對象輕輕拍一下枱面。如有兩個或以上錯誤，沒有分數。

[ ] 6 2 1 3 9 8 1 1 7 6 5 2 1 6 1 6 4 5 1 1 1 7 1 9 8 6 1 1 2　　___/1

從100開始連續減 7	[ ] 93	[ ] 86	[ ] 79	[ ] 72	[ ] 65	___/3

4或5次正確減算：**3 分** , 2 或 3次正確：**2 分** , 1次正確：**1分** , 0次正確：**0 分**

語言	重複：　我只知道今日黎幫手既係大文。	___/2
	當有狗吠度時，隻貓一定走去梳化下面。[ ]	

流暢度/一分鐘內説出最多個水果的名稱　　[ ] _____ (≥ 11 個詞語)　　___/1

抽象概念	共通點：例如：香蕉 – 橙 = 生果　　[ ] 火車 – 單車　　[ ] 磅 - 尺	___/2

延遲記憶	在沒有提示下 記得的詞語	面孔 [ ]	絨布 [ ]	寺廟 [ ]	菊花 [ ]	紅色 [ ]	只有**無需提示**而能記得的詞語才可得分	___/5
選擇性使用	類目提示							
	多項選擇提示							

導向	[ ] 日期　　[ ] 月份　　[ ] 年份　　[ ] 星期　　[ ] 地點　　[ ] 地區	___/6

© Z.Nasreddine MD　　Version 7.0　　www.mocatest.org　　正常 ≥ 26 / 30

總分　　___/30
如接受 ≤ 12 年的教育加 1 分

主考人：_____

163

Montreal Cognitive Assessment (MoCA)
Changsha Version
蒙特利尔认知评估长沙话版

姓名：
教育水平：
性　别：

出生日期：
检查日期：
主试者：

视空间/执行功能	临摹 立方体	画钟表（11 点过 10 分）　　（3 分）	得分

[ ]　　　　　　　　　　　　　　　　　[ ]　　轮廓　　　数字　　　指针　　　__/5

命名

[ ]　　　　　　　　　　[ ]　　　　　　　　　　[ ]　　__/3

记忆	朗读右侧词语，之后由受试者复述，不论第一次复述是否完全正确，重复朗读两遍词语，并提醒受试者 5 分钟后回忆		脸面	丝绸	寺庙	菊花	红色	不记分
		第一遍						
		第二遍						

注意	读出右侧数字（每秒一个），让受试者重复：	顺背　[ ]　2 1 8 5 4	__/2
		倒背　[ ]　7 4 2	

读出下列数字（每秒一个），每当数字 1 出现时，受试者必须拍一下手，两次或两次以上错误将不给分
[ ] 5 2 1 3 9 4 1 1 8 0 6 2 1 5 1 9 4 5 1 1 1 4 1 9 0 5 1 1 2　　__/1

100 连续减 7	[ ]93	[ ]86	[ ]79	[ ]72	[ ]65	__/3

4-5 正确给 3 分，2-3 个正确给 2 分，1 个正确给 1 分，全部错误给 0 分

语言	复述：我|只知道|小张|是今天|来|帮过忙的人。　　　[ ]	__/2
	狗|在房间|的时候，猫|总是|躲在|椅子下面。　[ ]	

流畅性：在 1 分钟内尽可能多地说出动物的名字 [ ]　___（≥11 个记 1 分，尽可能在空白处记下回答的内容）　__/1

抽象	相似性总结：如香蕉-橘子=水果　　　[ ]火车-自行车　　[ ]手表-直尺	__/2

延迟回忆	无提示回忆	脸面 [ ]	丝绸 [ ]	寺庙 [ ]	菊花 [ ]	红色 [ ]	仅根据无提示回忆个数计分	
选项	分类提示							__/5
	多选提示							

定向	[ ]日　　[ ]月　　[ ]年　　]星期几　　[ ]地点　　[ ]城市	__/6

© Z. Nasreddine MD，version 7.1，
www.mocatest.org
长沙（汉语）版，2010 年 7 月，
翻译及修订人：涂秋云，靳慧

延迟回忆提示表
分类提示		多选提示	
脸面：	身体的一部分	鼻子、脸面、手掌	
丝绸：	一种纺织品	麻布、棉布、丝绸	
寺庙：	一座建筑	寺庙、学校、医院	
菊花：	一种花	玫瑰、菊花、牡丹	
红色：	一种颜色	红色、蓝色、绿色	

总分：___ /30，受教育年限≤6 年者加 1 分，正常与异常之间的理想分值划分界点尚在课题组探索研究中。

Montreal Cognitive Assessment Hong Kong version (HK-MoCA)
蒙特利爾認知評估香港话版

姓名：
教育程度：
姓別/年齡：　　　　　日期：

視覺空間/執行性	複製圖形	畫時鐘 (十一點十分) (3 分)	分數

[ ]　　　　　　　　　　　　[ ]　　　[ ]　　[ ]　　[ ]　　　　/5
　　　　　　　　　　　　　　　　　　輪廓　　數字　　時分針

命名

[ ]　　　　　　　　[ ]　　　　　　　　[ ]　　　___/3

記憶	讀出詞語再由病者重複 以上步驟做兩次 5分鐘後回憶		面孔	絲絨	教堂	雛菊	紅色	不用計分
		第一次嘗試						
		第二次嘗試						

專注	讀出數字 (每秒一個)	病者須把數字向前重複[ ] 2 1 8 5 4　病者須把數字向後重複[ ] 7 4 2	___/2

讀出數字：當數字 '1' 出現時病者必須用手敲打桌面
(如≥2錯誤便不給予分數)　　[ ] 5 2 1 3 7 4 1 1 8 0 6 2 1 5 1 7 4 5 1 1 1 4 1 7 0 5 1 1 2　___/1

由100開始連續 7減算　　[ ] 93　　[ ] 86　　[ ] 79　　[ ] 72　　[ ] 65　___/3
4 或 5 個正確減算得 3 分, 2 或 3 個正確得 2 分, 1個正確得 1 分, 沒有正確得 0 分

語言	重複：	姨丈買魚腸　西施四十四歲 [ ]	___/2
	流暢：	一分鐘內能說出的動物名稱的數目　　[ ] (N ≥ 11 個名稱)	___/1

抽象　相似點: 例如: 香蕉 – 橙 =生果　　[ ] 火車 – 單車　[ ] 手錶 – 間尺　___/2

延遲記憶	須回憶詞語 不可給提示	面孔 [ ]	絲絨 [ ]	教堂 [ ]	雛菊 [ ]	紅色 [ ]	分數只給予沒有 提示的正確回憶	___/5
	類目提示 (見下表)							
	多項選擇 (見下表)							

定向　[ ]日　[ ]月　[ ]年　[ ]星期　[ ]地點　[ ]地區　___/6

延遲記憶備註表

	類目提示	多項選擇
面孔	身體的一部分	鼻子、面孔、手
絲絨	紡織品的一種	牛仔布、棉花、絲絨
教堂	建築物的一種	教堂、學校、醫院
雛菊	花的一種	玫瑰、雛菊、鬱金香
紅色	一種顏色	紅色、藍色、綠色

總分　　如≤6年教育加1分　___/30
22分或以上為正常

中文(台灣話)版蒙特利爾智能測驗MoCA

姓名：　　　教育程度：　　出生日期：
性別：　　　測驗日期：

視覺空間/執行		分數

複製立方體（3分）

畫時鐘 （11點10分）（3分）

戊 終點　甲
5　乙　2
1 開始
丁　4　3
丙

[ ]　　　[ ]

[ ] [ ] [ ]
形狀　數字　指針

___/5

命名	

[ ]　　　[ ]　　　[ ]　___/3

記憶		臉	絨布	教堂	菊花	紅色	
讀出右方詞語，由受測對象複述。上述步驟重複兩次。五分鐘後再測能否回憶。	第一次嘗試						不計分
	第二次嘗試						

專注	施測者讀出右方數字 (每秒讀一個).	受測對象需要順序背出數字[ ]　21854	
		受測對象需要倒序背出數字[ ]　742	___/2

讀出數字。當施測者讀到1時，受測者輕輕拍一下桌面。如錯誤兩個或以上，沒有得分。
[ ]62139811765216164511171986112　___/1

從100開始連續減7　[ ]93 [ ]86 [ ]79 [ ]72 [ ]65　___/3
4 或 5次正確：3分，2 或 3次正確：2分，1次正確：1分，0次正確：0分

語言	(國)我知道今天來幫忙的是小吳[ ]	(國)當狗在房間時，貓總是躲在桌子下[ ]	___/2
	(台)我知影今日來幫忙ㄟ是蔡桑[ ]	(台)狗那置咧房間內，喵總是密置ㄟ桌仔腳[ ]	
	流暢度/一分鐘內說出最多個水果的名字	[ ] _____ (≥ 11 個即得分)	___/1

抽象概念	共通點：例如：香蕉 -橘子 = 水果	[ ]火車-腳踏車	[ ]手錶-尺	___/2

延遲記憶	在沒有提示下答出	臉孔	絨布	教堂	菊花	紅色	只有不需提示而能記得的詞語才得分
選擇性使用	類別提示						
	多選提示						___/5

定向	[ ]日期 [ ]月份 [ ]年份 [ ]星期 [ ]地點 [ ]城市	___/6

© Z.Nasreddine MD version 7.0 www.mocatest.org
Translated by:Chia-Fen Tsai & Jong-Ling Fuh

施測人_____

正常 ≥ 26 / 30

總分
如接受的教育 ≤ 12年則加 1 分

MONTREAL COGNITIVE ASSESSMENT (MOCA)
Version 7.1 Original Version

NAME :
Education :
Sex :
Date of birth :
DATE :

VISUOSPATIAL / EXECUTIVE			POINTS

Copy cube

Draw CLOCK (Ten past eleven)
(3 points)

(E) End
(A)
(5)
(1) Begin
(B)
(2)
(D)
(4)
(3)
(C)

[ ]

[ ]

[ ] Contour   [ ] Numbers   [ ] Hands

___/5

NAMING

[ ]   [ ]   [ ]   ___/3

MEMORY

Read list of words, subject must repeat them. Do 2 trials, even if 1st trial is successful. Do a recall after 5 minutes.

		FACE	VELVET	CHURCH	DAISY	RED	
	1st trial						No points
	2nd trial						

ATTENTION

Read list of digits (1 digit/ sec.).

Subject has to repeat them in the forward order   [ ] 2 1 8 5 4

Subject has to repeat them in the backward order   [ ] 7 4 2   ___/2

Read list of letters. The subject must tap with his hand at each letter A. No points if ≥ 2 errors

[ ] F B A C M N A A J K L B A F A K D E A A A J A M O F A A B   ___/1

Serial 7 subtraction starting at 100   [ ] 93   [ ] 86   [ ] 79   [ ] 72   [ ] 65   ___/3

4 or 5 correct subtractions: **3 pts**, 2 or 3 correct: **2 pts**, 1 correct: **1 pt**, 0 correct: **0 pt**

LANGUAGE

Repeat : I only know that John is the one to help today. [ ]
The cat always hid under the couch when dogs were in the room. [ ]   ___/2

Fluency / Name maximum number of words in one minute that begin with the letter F   [ ] _____ (N ≥ 11 words)   ___/1

ABSTRACTION

Similarity between e.g. banana - orange = fruit   [ ] train – bicycle   [ ] watch - ruler   ___/2

DELAYED RECALL

Has to recall words WITH NO CUE	FACE [ ]	VELVET [ ]	CHURCH [ ]	DAISY [ ]	RED [ ]	Points for UNCUED recall only
Optional Category cue						
Multiple choice cue						

___/5

ORIENTATION

[ ] Date   [ ] Month   [ ] Year   [ ] Day   [ ] Place   [ ] City   ___/6

© Z.Nasreddine MD   **www.mocatest.org**   Normal ≥ 26 / 30   TOTAL   ___/30

Administered by: _____

Add 1 point if ≤ 12 yr edu

MONTREAL COGNITIVE ASSESSMENT (MOCA)
Version 7.2 Alternative Version

NAME :
Education :
Sex :
Date of birth :
DATE :

VISUOSPATIAL / EXECUTIVE		POINTS

Copy rectangle

Ⓒ　Ⓓ
③
④　⑤
Ⓑ
②　① Begin
Ⓐ
Ⓔ End

[ ]　　　　　　　　　　　　　　[ ]

Draw CLOCK (Five past four)
(3 points)

[ ]　　　　　[ ]　　　　　[ ]
Contour　　Numbers　　Hands

___/5

NAMING

[ ]　　　　　　[ ]　　　　　　[ ]　　___/3

MEMORY

Read list of words, subject must repeat them. Do 2 trials, even if 1st trial is successful. Do a recall after 5 minutes.

		TRUCK	BANANA	VIOLIN	DESK	GREEN	
	1st trial						No points
	2nd trial						

ATTENTION

Read list of digits (1 digit/ sec.).	Subject has to repeat them in the forward order	[ ] 3 2 9 6 5	
	Subject has to repeat them in the backward order	[ ] 8 5 2	___/2

Read list of letters. The subject must tap with his hand at each letter A. No points if ≥ 2 errors

[ ]　FBACMNAAJKLBAFAKDEAAAJAMOFAAB　　___/1

Serial 7 subtraction starting at 90	[ ] 83	[ ] 76	[ ] 69	[ ] 62	[ ] 55	___/3

4 or 5 correct subtractions: **3 pts**, 2 or 3 correct: **2 pts**, 1 correct: **1 pt**, 0 correct: **0 pt**

LANGUAGE

Repeat : A bird can fly into closed windows when it's dark and windy. [ ]
The caring grandmother sent groceries over a week ago. [ ]　　___/2

Fluency / Name maximum number of words in one minute that begin with the letter S　　[ ] _____ (N ≥ 11 words)　___/1

ABSTRACTION

Similarity between e.g. carrot - potato = vegetable. [ ] diamond - ruby [ ] cannon - rifle　　___/2

DELAYED RECALL

Has to recall words **WITH NO CUE**	TRUCK [ ]	BANANA [ ]	VIOLIN [ ]	DESK [ ]	GREEN [ ]	Points for UNCUED recall only	___/5
Optional Category cue							
Multiple choice cue							

ORIENTATION

[ ] Date　[ ] Month　[ ] Year　[ ] Day　[ ] Place　[ ] City　　___/6

Adapted by : Z. Nasreddine MD, N. Phillips PhD, H. Chertkow MD
© Z.Nasreddine MD　　　www.mocatest.org
Administered by: _____

Normal ≥ 26 / 30

TOTAL　___/30
Add 1 point if ≤ 12 yr edu

MONTREAL COGNITIVE ASSESSMENT (MOCA)
Version 7.3 Alternative Version

NAME :
Education :   Date of birth :
Sex :   DATE :

VISUOSPATIAL / EXECUTIVE		POINTS

Copy cylinder

Draw CLOCK (Ten past nine)
(3 points)

(B) (C)
(2)
(A)
(3) (4)
(1) (5) (D)
Begin
(E)
End

[ ]   [ ]   [ ]   [ ]   [ ]   __/5
                                   Contour   Numbers   Hands

NAMING

[ ]   [ ]   [ ]   __/3

MEMORY	Read list of words, subject must repeat them. Do 2 trials, even if 1st trial is successful. Do a recall after 5 minutes.		TRAIN	EGG	HAT	CHAIR	BLUE	No points
		1st trial						
		2nd trial						

ATTENTION	Read list of digits (1 digit/ sec.).	Subject has to repeat them in the forward order	[ ] 5 4 1 8 7	
		Subject has to repeat them in the backward order	[ ] 1 7 4	__/2

Read list of letters. The subject must tap with his hand at each letter A. No points if ≥ 2 errors
[ ] F B A C M N A A J K L B A F A K D E A A A J A M O F A A B   __/1

Serial 7 subtraction starting at 80   [ ] 73   [ ] 66   [ ] 59   [ ] 52   [ ] 45   __/3
4 or 5 correct subtractions: **3 pts**, 2 or 3 correct: **2 pts**, 1 correct: **1 pt**, 0 correct: **0 pt**

LANGUAGE	Repeat : She heard his lawyer was the one to sue after the accident. [ ] The little girls who were given too much candy got stomach aches. [ ]	__/2

Fluency / Name maximum number of words in one minute that begin with the letter B   [ ] _____ (N ≥ 11 words)   __/1

ABSTRACTION	Similarity between e.g. banana - orange = fruit [ ] eye – ear [ ] trumpet – piano	__/2

DELAYED RECALL	Has to recall words WITH NO CUE	TRAIN [ ]	EGG [ ]	HAT [ ]	CHAIR [ ]	BLUE [ ]	Points for UNCUED recall only	__/5
Optional	Category cue							
	Multiple choice cue							

ORIENTATION	[ ] Date	[ ] Month	[ ] Year	[ ] Day	[ ] Place	[ ] City	__/6

Adapted by : Z. Nasreddine MD, N. Phillips PhD, H. Chertkow MD
© Z.Nasreddine MD   www.mocatest.org

Normal ≥ 26 / 30   TOTAL   __/30
Administered by: _____   Add 1 point if ≤ 12 yr edu

175

图1-1-1 混合型痴呆是临床最多见的类型

表2-1-1 适用推荐分类和证据级别（英文版）

	CLASS I Benefit >>> Risk Procedure/Treatment SHOULD be performed/administered	CLASS IIa Benefit >> Risk Additional studies with focused objectives needed IT IS REASONABLE to perform procedure/administer treatment	CLASS IIb Benefit ≥ Risk Additional studies with broad objectives needed; additional registry data would be helpful Procedure/Treatment MAY BE CONSIDERED	CLASS III No Benefit or CLASS III Harm

ESTIMATE OF CERTAINTY (PRECISION) OF TREATMENT EFFECT				Procedure/Test	Treatment
				COR III: No benefit — Not Helpful	No Proven Benefit
				COR III: Harm — Excess Cost w/o Benefit or Harmful	Harmful to Patients

ESTIMATE OF CERTAINTY (PRECISION) OF TREATMENT EFFECT	CLASS I	CLASS IIa	CLASS IIb	CLASS III No Benefit or CLASS III Harm
LEVEL A Multiple populations evaluated* Data derived from multiple randomized clinical trials or meta-analyses	■ Recommendation that procedure or treatment is useful/effective ■ Sufficient evidence from multiple randomized trials or meta-analyses	■ Recommendation in favor of treatment or procedure being useful/effective ■ Some conflicting evidence from multiple randomized trials or meta-analyses	■ Recommendation's usefulness/efficacy less well established ■ Greater conflicting evidence from multiple randomized trials or meta-analyses	■ Recommendation that procedure or treatment is not useful/effective and may be harmful ■ Sufficient evidence from multiple randomized trials or meta-analyses
LEVEL B Limited populations evaluated* Data derived from a single randomized trial or nonrandomized studies	■ Recommendation that procedure or treatment is useful/effective ■ Evidence from single randomized trial or nonrandomized studies	■ Recommendation in favor of treatment or procedure being useful/effective ■ Some conflicting evidence from single randomized trial or nonrandomized studies	■ Recommendation's usefulness/efficacy less well established ■ Greater conflicting evidence from single randomized trial or nonrandomized studies	■ Recommendation that procedure or treatment is not useful/effective and may be harmful ■ Evidence from single randomized trial or nonrandomized studies
LEVEL C Very limited populations evaluated* Only consensus opinion of experts, case studies, or standard of care	■ Recommendation that procedure or treatment is useful/effective ■ Only expert opinion, case studies, or standard of care	■ Recommendation in favor of treatment or procedure being useful/effective ■ Only diverging expert opinion, case studies, or standard of care	■ Recommendation's usefulness/efficacy less well established ■ Only diverging expert opinion, case studies, or standard of care	■ Recommendation that procedure or treatment is not useful/effective and may be harmful ■ Only expert opinion, case studies, or standard of care
Suggested phrases for writing recommendations	should is recommended is indicated is useful/effective/beneficial	is reasonable can be useful/effective/beneficial is probably recommended or indicated	may/might be considered may/might be reasonable usefulness/effectiveness is unknown/unclear/uncertain or not well established	COR III: No Benefit is not recommended is not indicated should not be performed/administered/other is not useful/beneficial/effective	COR III: Harm potentially harmful causes harm associated with excess morbidity/mortality should not be performed/administered/other
Comparative effectiveness phrases†	treatment/strategy A is recommended/indicated in preference to treatment B treatment A should be chosen over treatment B	treatment/strategy A is probably recommended/indicated in preference to treatment B it is reasonable to choose treatment A over treatment B			

表2-1-2 适用推荐分类和证据级别（中文版）

疗效大小 / 证据级别	Ⅰ类 效益>>> 危险 医疗措施/治疗 必需执行/给予 SHOULD	Ⅱa类 效益>> 危险 附加对所需主题的集中研究 医疗措施的执行/给予治疗是合理的 IT IS REASONALLE	Ⅱb类 效益≥危险 附加对所需主题的广泛研究；附加注册登记资料会有助医疗措施/治疗可考虑 MAY BR CONSIDERED	Ⅲ类 无效益 Ⅲ类 有害 推荐 医疗措施/ 治疗 分类 试验 ROC Ⅲ: 无助 未证实 无效益 有效 ROC Ⅲ: 费用 对病人 有害 过高 有害 无效 或有害
A级证据 研究人群数量众多* 资料源自多个随机临床试验或荟萃分析	■推荐的医疗措施或治疗是有用/有效 ■证据充分，源自多个随机试验或荟萃分析	■推荐支持医疗措施或治疗是有用/有效 ■一些矛盾证据源自多个随机试验或荟萃分析	■推荐的有用性/疗效尚未充分确定 ■更多矛盾证据源自多个随机试验或荟萃分析	■推荐的医疗措施或治疗是无用/无效，并可能有害 ■证据充分，源自多个随机试验或荟萃分析
B级证据 研究人群数量有限* 资料源自单中心随机试验或者非随机研究	■推荐的医疗措施或治疗是有用/有效 ■证据源自单个随机试验或者某些非随机研究	■推荐支持医疗措施或治疗是有用/有效 ■一些矛盾证据源自单个随机试验或非随机研究	■推荐的有用性/疗效尚未充分确定 ■更多矛盾证据源自单个随机试验或荟萃分析	■推荐的医疗措施或治疗是无用/无效，并可能有害 ■证据来自单一随机试验或非随机研究
C级证据 研究人群数量极其有限* 仅依据专家共识意见，病例报道或医护准则	■推荐的医疗措施或治疗是有用/有效 ■仅依据专家意见，病例研究，或医疗准则	■推荐支持医疗措施或治疗是有用/有效 ■仅依据持异议的专家意见，病例研究，或医疗准则	■推荐的有用性/疗效尚未充分确定 仅依据专家意见， ■仅依据持异议的专家意见，病例研究，或医疗准则	■推荐的医疗措施或治疗是无用/无效，并可能有害 ■仅依据专家意见，病例研究，或医疗准则

书写推荐使用的用语	应当
	推荐
	需要
	有用/有效/有益
		合理的
		能是用/有效/有益
		可能推荐或需要
			可能/ 可以考虑
			可能/ 可以是合理的
			有用/有效性
			未知/未确定或未充分证实
				推荐 Ⅲ级 推荐Ⅲ级
				无益 有害
				不推荐 潜在危害
				不需要 造成危害
				不应该 合并过度
				完成/处 病残率/
				理/其他 死亡率
				无用/无效 不应该
				/无益 完成/
				   处理/
				   其他

比较性效果的用语 †	优先推荐/需要的治疗/策略是A，而不是治疗B	可能优先推荐/需要的治疗/策略是A而不是治疗B		
	应该首选治疗A而不优选治疗B	首选治疗A，而不优选治疗B是合理的		

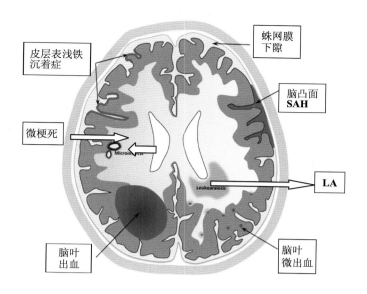

图2-4-1　散发性脑淀粉样血管病变在MRI上所见的出血和缺血的示意图

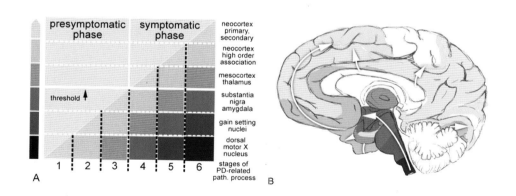

图3-4-1　PD病理改变尾—嘴端进展期图